CURACION ENERGETICA

Olivier Lucas

CURACION ENERGETICA

Curación con energía y magnetismo

"La salud no consiste tanto en curar como en estar en armonía con nuestra alma y nuestro entorno".

Lailah Gifty Akita

"Todos somos seres energéticos. No somos sólo materia, también somos energía. Y lo que pensamos y sentimos crea una vibración que puede tener un profundo efecto en nuestro cuerpo y nuestra mente."

James Van Praagh

"El poder del magnetismo es el amor. El amor es la mayor energía curativa que existe. Si puedes amar, puedes curar".

Louise Hay

¡Tu opinión cuenta!

Cuando hayas terminado este libro, comparte tu opinión en Amazon.

Sus comentarios serán útiles para futuros lectores.

Estoy deseando ver cómo te ha impactado este libro.

Gracias de antemano por su contribución y ¡feliz lectura!

Contenido

Introducción: mi formación y mi pasión por el magnetismo

Estimados lectores,

Me llamo Olivier Lucas y soy un magnetizador apasionado desde hace muchos años. En este libro, quiero compartir contigo mi historia, mis conocimientos y mis consejos para ayudarte a convertirte en un magnetizador experto y utilizar la energía para curar y sanar.

Mi viaje por el mundo del magnetismo comenzó hace unos diez años, cuando sufría un problema de salud recurrente y doloroso. A pesar de los tratamientos médicos prescritos por mis doctores, mi estado no mejoraba. Fue durante este difícil periodo cuando descubrí el magnetismo, gracias a un conocido que me introdujo en este enfoque alternativo de la curación.

Intrigada y con ganas de sentirme mejor, decidí averiguar más cosas sobre el magnetismo y explorar este camino. Leí libros, participé en talleres y asistí a cursos de formación para aprender más sobre esta práctica milenaria. A medida que aprendía más, empecé a experimentar conmigo misma, aplicando técnicas de magnetismo para intentar aliviar mis dolores y molestias.

Para mi gran sorpresa, noté una notable mejoría en mi estado de salud. Mis dolores y molestias desaparecieron gradualmente y sentí una renovada sensación de energía y vitalidad. Animado por estos resultados, seguí entrenándome y practicando el magnetismo, tratando de perfeccionar mi técnica y desarrollar mi sensibilidad energética.

Con el tiempo, también empecé a practicar el magnetismo con mis seres queridos, ayudándoles a aliviar sus dolencias y a recuperar su equilibrio energético. Los testimonios de su gratitud y bienestar me conmovieron profundamente y confirmaron mi elección de convertirme en magnetista.

Hoy me siento orgullosa de ser magnetista profesional y de haber acompañado a muchas personas en el camino de la curación y el bienestar. Mi objetivo con este libro es compartir contigo las enseñanzas y técnicas que me han permitido dominar el magnetismo y convertirlo en una poderosa herramienta para sanarme a mí misma y a los demás.

En las páginas siguientes, le presentaré los fundamentos del magnetismo, sus orígenes, sus diferentes enfoques y las técnicas para desarrollar su sensibilidad energética y su capacidad para curar con energía. También trataremos temas como la protección energética, el automagnetismo, el magnetismo a distancia y la formación para convertirse en magnetista.

Me gustaría dejar claro que el magnetismo no debe considerarse un sustituto de la medicina convencional, sino más bien un enfoque complementario que puede utilizarse en sinergia con los tratamientos médicos prescritos por su médico. Cada persona es única, y es importante encontrar el equilibrio adecuado entre los distintos enfoques terapéuticos para satisfacer sus necesidades específicas y favorecer su recuperación.

A lo largo de los capítulos, compartiré con usted anécdotas y testimonios de personas a las que he acompañado en su viaje de sanación. Estas historias le mostrarán cómo puede utilizarse el magnetismo para aliviar y curar diversas dolencias, ya sean físicas, emocionales o mentales. También le daré consejos prácticos y ejercicios para ayudarle a integrar las técnicas del magnetismo en su vida cotidiana y progresar en su propio camino de desarrollo energético.

Como autora y magnetizadora, me comprometo a proporcionarle información precisa y actualizada, basada en mi experiencia personal y profesional y en la investigación científica disponible. Mi objetivo es ofrecerle una guía completa y accesible que le proporcione las habilidades y la confianza necesarias para practicar el magnetismo y obtener todos sus beneficios.

Le animo a que se acerque a este libro con una mente abierta y curiosa, dispuesta a explorar y experimentar. El magnetismo es un campo rico y fascinante, que ofrece muchas posibilidades para el crecimiento personal y la curación. Al embarcarte en esta aventura, descubrirás no sólo cómo sanar y curar con energía, sino también cómo despertar tu intuición, desarrollar tu empatía y conectar con las dimensiones sutiles de la realidad.

Por último, me gustaría darte las gracias por haber elegido este libro y por haber depositado tu confianza en mí. Me siento honrado de acompañarte en el camino del magnetismo y espero compartir contigo las enseñanzas y experiencias que han transformado mi vida y la de tantos otros. Juntos, podemos contribuir a difundir la luz y la curación por todo el mundo, ayudando a los que sufren a recuperar su equilibrio y bienestar.

Espero que disfrute leyendo este libro y descubriendo el magnetismo.

Saludos cordiales,

Olivier Lucas

Parte I: Descubrir el magnetismo

Capítulo 1: ¿Qué es el magnetismo y cómo funciona?

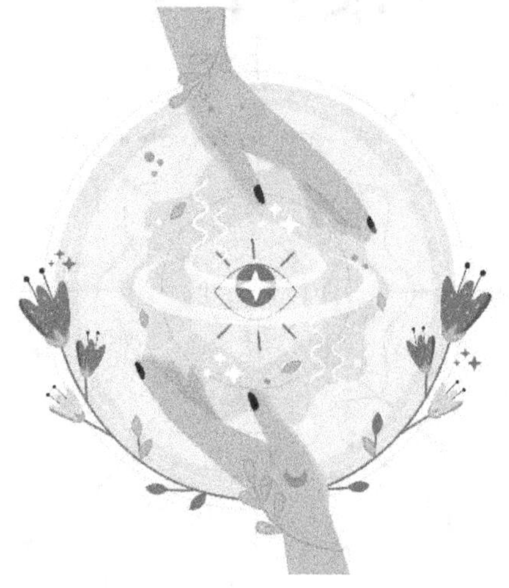

El magnetismo es un fenómeno natural y universal que se manifiesta como un campo de energía invisible e impalpable. Esta energía, también conocida como "energía vital" o "fuerza vital", está presente en todo: en los seres vivos, en los objetos e incluso en los espacios que nos rodean. Como magnetizadores, tratamos de canalizar y manipular esta energía para aliviar males y promover la curación.

Para comprender mejor el magnetismo, es útil compararlo con otras formas de energía, como la electricidad o el magnetismo terrestre. La electricidad es una forma de energía que resulta del movimiento de los electrones, mientras que el magnetismo terrestre es una forma de energía que resulta de la rotación de la Tierra y de la circulación del hierro en su interior. El magnetismo, por su parte, es una forma de energía sutil y menos tangible, resultado de la interacción entre átomos, moléculas y células de nuestro cuerpo.

El magnetismo está estrechamente ligado a nuestro sistema energético, que se compone de distintos elementos como los chakras, los meridianos y el aura. Los chakras son centros energéticos que regulan la circulación de la energía vital en nuestro cuerpo, mientras que los meridianos son vías energéticas que unen los distintos chakras y órganos entre sí. El aura, por su parte, es un campo energético que rodea nuestro cuerpo y refleja nuestro estado de salud física, emocional y mental.

Cuando nuestro sistema energético funciona de forma óptima, la energía vital fluye libremente por nuestro cuerpo, aportándonos vitalidad, equilibrio y bienestar. Sin embargo, a veces se producen bloqueos o desequilibrios energéticos, debidos a factores como el estrés, la enfermedad o las emociones negativas. Estas perturbaciones en la circulación de la energía vital pueden provocar una reducción de nuestra vitalidad, así como la aparición de diversos síntomas y trastornos.

La función del magnetizador es detectar y corregir estos desequilibrios energéticos, utilizando sus manos y su intención para canalizar y transmitir la energía vital. Al actuar sobre el sistema energético, el magnetizador puede favorecer la relajación, aliviar el dolor, estimular el sistema inmunitario y acelerar el proceso de curación natural del organismo.

Es importante subrayar que el magnetista no cura directamente enfermedades o trastornos, sino que actúa como facilitador, ayudando al cuerpo a reequilibrarse y a activar sus propios mecanismos de curación. En este sentido, el magnetismo es un enfoque holístico y no invasivo que tiene en cuenta las dimensiones física, emocional, mental y espiritual de la persona en su totalidad.

El magnetismo funciona según una serie de principios fundamentales que explicaré a continuación:

Polaridad

Todo ser vivo tiene una polaridad energética, es decir, un polo positivo y un polo negativo. Estas polaridades están presentes en distintos niveles de nuestro cuerpo y sistema energético. Los magnetizadores utilizan la polaridad para equilibrar y armonizar las energías, atrayendo o repeliendo las cargas energéticas según sea necesario.

Resonancia

La resonancia es el principio por el cual dos objetos o sistemas vibratorios con frecuencias similares pueden interactuar e influirse mutuamente. El magnetizador utiliza la resonancia para entrar en armonía con la energía vital del paciente y amplificarla o modificarla según sea necesario.

La intención

La intención es un elemento clave del magnetismo, ya que permite al magnetista canalizar y dirigir la energía vital. Concentrándose en una intención precisa y benévola, el magnetista puede transmitir energía curativa y reequilibrante a la persona tratada.

Sensibilidad energética

Para ser eficaces, los magnetizadores deben desarrollar su sensibilidad energética, es decir, su capacidad para percibir y sentir las energías sutiles que les rodean. Esta sensibilidad, que se afina con la práctica y la experiencia, permite al magnetizador detectar los desequilibrios energéticos y adaptar su técnica en consecuencia.

Ética y dcontología

Por último, es esencial que los magnetistas respeten ciertas normas éticas y deontológicas para garantizar la seguridad y el bienestar de las personas que tratan. Entre estas reglas figuran el respeto de la confidencialidad, la benevolencia, la honradez y la humildad.

El magnetismo es un enfoque curativo natural y holístico basado en la manipulación de la energía vital para restablecer el equilibrio y la salud del cuerpo y la mente. Como magnetista, tu papel es aprender a canalizar, transmitir y armonizar esta energía, utilizando tu sensibilidad energética, tu intención y tu conocimiento de los principios fundamentales del magnetismo.

En los siguientes capítulos, exploraremos con más detalle las diferentes técnicas y métodos del magnetismo, así como las herramientas y recursos que le permitirán desarrollar sus habilidades y convertirse en un magnetizador eficaz y atento.

Capítulo 2: Los fundamentos del magnetismo: comprender la energía vital

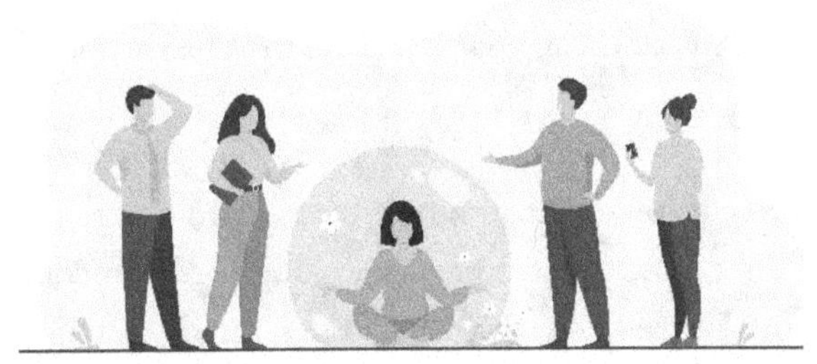

La energía vital, también conocida como "chi", "prana" o "fuerza vital", es un concepto central en el magnetismo y en muchas otras tradiciones de curación energética. Para convertirse en un magnetizador competente, es esencial comprender bien esta energía y sus mecanismos. En este capítulo, exploraremos las distintas facetas de la energía vital y te daremos las claves para empezar a trabajar con ella.

1. ¿Qué es la energía vital?

La energía vital es la fuerza que impulsa a todos los seres vivos, desde las plantas hasta los animales y los seres humanos. Está presente en todo el universo y circula constantemente, creando una red interconectada de energía. Se considera que la energía vital es el "combustible" que permite a nuestros cuerpos y mentes funcionar a pleno rendimiento.

2. Las diferentes manifestaciones de la energía vital

La energía vital puede verse y sentirse de muchas formas diferentes. He aquí algunas de sus manifestaciones más comunes:

- **El campo electromagnético**: nuestro cuerpo genera un campo electromagnético que puede medirse y analizarse. Los magnetizadores trabajan con este campo para detectar y corregir desequilibrios energéticos.

- **Vibraciones y frecuencias**: la energía vital se manifiesta en forma de vibraciones y frecuencias, que pueden variar en función de nuestro estado de salud, nuestras emociones o nuestro entorno. Los magnetizadores son capaces de percibir estas vibraciones y armonizarlas para favorecer la curación.

- **Colores y formas**: algunos magnetizadores y profesionales de la energía tienen la capacidad de "ver" la energía vital en forma de colores, formas o patrones. Esta percepción, conocida como clarividencia, puede utilizarse para evaluar el estado energético de una persona e identificar zonas de desequilibrio.

3. Factores que influyen en la energía vital

Varios factores pueden influir en nuestro nivel de energía vital y en la calidad de su circulación por el organismo. He aquí algunos de ellos:

- **Estrés y emociones**: El estrés y las emociones negativas pueden crear bloqueos energéticos e interrumpir el flujo de energía vital. Por eso es importante desarrollar estrategias para controlar el estrés y fomentar un estado de ánimo positivo.

- **Dieta e hidratación**: Una dieta sana y equilibrada y una buena hidratación ayudan a mantener niveles óptimos de energía vital. Los alimentos frescos, naturales y ricos en nutrientes son especialmente beneficiosos.

- **Actividad física**: el ejercicio regular estimula la circulación de la energía vital y refuerza nuestro sistema energético. Prácticas como el yoga, el tai chi y el qi gong son especialmente recomendables para armonizar y reforzar la energía vital.

- **Sueño y descanso**: Un sueño de calidad y periodos de descanso regulares permiten a nuestro cuerpo y mente recargar y reponer nuestras reservas de energía vital.

4. Técnicas básicas de trabajo con la energía vital

He aquí algunas técnicas sencillas para empezar a trabajar con la energía vital y desarrollar tu sensibilidad energética:

Respiración consciente

La respiración es una poderosa forma de conectar con la energía vital y hacerla circular por todo el cuerpo. Practicando la respiración consciente, puedes aprender a percibir y canalizar mejor la energía vital.

Meditación

La meditación es una práctica esencial para desarrollar la sensibilidad energética y el dominio del magnetismo. Al concentrarte en tu respiración, tus sensaciones corporales y tu intención, puedes aprender gradualmente a percibir y trabajar con la energía vital.

Imposición de manos

La imposición de manos es una técnica básica de magnetismo que consiste en colocar las manos sobre el propio cuerpo o el de otra persona, con el fin de canalizar y transmitir la energía vital. Practicando esta técnica con regularidad, desarrollarás tu capacidad para sentir y manipular la energía vital.

Visualización

La visualización es una técnica poderosa para trabajar con la energía vital y crear cambios energéticos. Al imaginar la energía vital en forma de colores, luz o sensaciones, puedes aprender a dirigirla y utilizarla para promover la curación y el equilibrio.

Comprender la energía vital y sus mecanismos es esencial para convertirse en un magnetizador competente. Explorando las diferentes facetas de la energía vital, estudiando el sistema energético humano y practicando las técnicas básicas, desarrollarás gradualmente tu sensibilidad energética y tu dominio del magnetismo.

Capítulo 3: El magnetizador: un sanador energético

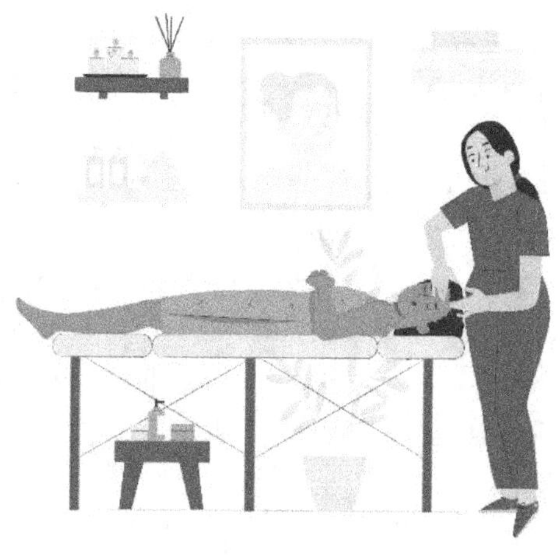

Un magnetizador es un profesional especializado en manipular y reequilibrar la energía vital para favorecer la curación y el bienestar de las personas a las que trata. En este capítulo, examinaremos la función del magnetizador, las cualidades necesarias para ejercer esta profesión y las distintas etapas para convertirse en un sanador energético competente y atento.

1. El papel del magnetizador

Los magnetizadores trabajan en diversos campos y pueden tratar una amplia gama de problemas, ya sean físicos, emocionales, mentales o espirituales. Estas son algunas de las principales funciones de un magnetizador:

- **Reequilibrio de la** energía vital: el magnetizador restablece el equilibrio energético del cuerpo liberando los bloqueos y estimulando la circulación de la energía vital.

- **Alivio del dolor**: el magnetizador puede ayudar a aliviar el dolor y la tensión muscular trabajando directamente sobre las zonas afectadas con energía vital.

- **Favorecer la curación**: al reequilibrar la energía vital, el magnetizador favorece el proceso natural de curación del organismo, permitiéndole regenerarse mejor y recuperar la salud.

- **Alivio del estrés y las emociones** negativas: el magnetizador puede ayudar a aliviar el estrés, la ansiedad y las emociones negativas, restaurando la armonía energética y favoreciendo un estado de relajación profunda.

2. Las cualidades necesarias para convertirse en magnetizador

Para convertirse en un magnetizador competente y atento, es importante cultivar ciertas cualidades y habilidades:

- **Sensibilidad energética**: la capacidad de percibir y sentir energías sutiles es esencial para un magnetizador. Esta sensibilidad puede refinarse con la práctica y la experiencia.

- **Empatía y benevolencia**: Un magnetizador debe ser capaz de comprender y sentir las emociones y necesidades de las personas a las que trata. La empatía y la benevolencia son cualidades esenciales para crear un clima de confianza y respeto con el paciente.

- **Paciencia y perseverancia**: dominar el magnetismo requiere tiempo y práctica. Un magnetista debe ser paciente y perseverante para desarrollar sus habilidades y perfeccionar su técnica.

- **Ética** y deontología: Los magnetistas deben respetar ciertas reglas de ética y deontología para garantizar la seguridad y el bienestar de las personas que tratan. La confidencialidad, la honradez y la humildad son principios fundamentales que deben respetarse.

3. Pasos para convertirse en magnetizador

He aquí los principales pasos para convertirse en un magnetizador competente y atento:

Aprendizaje teórico

Es importante adquirir una sólida comprensión de los conceptos y principios fundamentales del magnetismo, así como de las distintas técnicas y prácticas energéticas. Leer libros, investigar en Internet y asistir a conferencias o talleres pueden ayudarte a ampliar tus conocimientos.

Formación práctica

La práctica es esencial para desarrollar sus habilidades magnetistas. La formación con un magnetista experimentado o en una escuela especializada puede proporcionarle las herramientas y técnicas necesarias para convertirse en un practicante competente.

Experiencia personal

Es importante trabajar en uno mismo y desarrollar la propia sensibilidad energética antes de empezar a tratar a los demás. La meditación, la respiración consciente y la imposición de manos sobre uno mismo son prácticas útiles para desarrollar la conexión con la energía vital y refinar la percepción energética.

Desarrollar la intuición

La intuición es una habilidad inestimable para un magnetizador, ya que le permite comprender mejor las necesidades energéticas de un paciente y adaptar su tratamiento en consecuencia. Cultivar tu intuición y aprender a escuchar tu guía interior puede mejorar enormemente tu práctica.

Práctica profesional

Una vez que se sienta competente y con la confianza suficiente para tratar a otras personas, podrá empezar a trabajar como magnetizador profesional. Es importante seguir aprendiendo y creciendo a lo largo de su carrera, asistiendo a cursos de formación, intercambiando con otros profesionales y manteniéndose al día de las últimas investigaciones y descubrimientos en el campo del magnetismo.

Veremos cómo convertirse en magnetizador en un capítulo posterior del libro.

4. Los diferentes estilos y técnicas de magnetismo

Existen muchos estilos y técnicas de magnetismo, cada uno con sus propias especificidades y enfoques. He aquí algunas de las prácticas más comunes:

- **Magnetismo tradicional**: Este enfoque se basa en la imposición de manos y la manipulación directa de la energía vital para restablecer el equilibrio energético y favorecer la curación.

- **Reiki**: El Reiki es una forma de magnetismo de origen japonés que utiliza símbolos y mantras para canalizar y transmitir energía vital. Los practicantes de Reiki trabajan con la energía universal y no con su propia energía personal.

- **Qi Gong terapéutico**: esta práctica china combina movimientos corporales, respiración y meditación para estimular y equilibrar la energía vital. El Qi Gong terapéutico puede utilizarse para tratar desequilibrios energéticos y reforzar el sistema energético.

- **Curación pránica**: La curación pránica es una forma de magnetismo basada en el concepto de "prana", la energía vital de la tradición india. Consiste en manipular la energía vital a través de los chakras y los meridianos para favorecer la curación y el equilibrio energético.

En conclusión, un magnetizador es un sanador energético que utiliza su sensibilidad y habilidades para reequilibrar la energía vital y promover la curación de las personas a las que trata. Para convertirse en un magnetizador competente y atento, es esencial desarrollar una sólida comprensión teórica y experiencia práctica del magnetismo, así como cultivar cualidades como la empatía, la paciencia y la intuición. Explorando los distintos estilos y técnicas del magnetismo, podrá encontrar el enfoque que más le convenga y prosperar como sanador energético.

Capítulo 4: Historia y orígenes del magnetismo

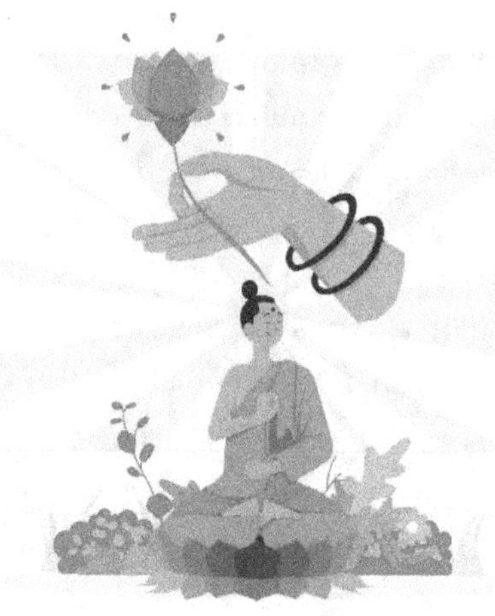

El magnetismo es una práctica milenaria. Tiene una historia rica y fascinante, con raíces en diversas culturas y tradiciones de todo el mundo. En este capítulo, exploramos la historia y los orígenes del magnetismo, así como la evolución de esta práctica a lo largo de los siglos.

Las primeras huellas del magnetismo se remontan a la Antigüedad, con referencias a la manipulación de la energía vital y la curación energética en diversas culturas. En el antiguo Egipto, por ejemplo, sacerdotes y curanderos utilizaban técnicas de imposición de manos para canalizar la energía vital y curar enfermedades. La medicina tradicional china, que data de hace más de 5.000 años, se basa en el concepto del Qi, la energía vital que circula por el cuerpo humano. Los practicantes utilizan diversas técnicas, como la acupuntura y el Qi Gong, para reequilibrar y estimular el Qi. En la tradición india, los antiguos textos védicos hacen referencia al concepto de Prana, la energía vital que impregna el universo. Las prácticas curativas como el yoga y el Ayurveda pretenden equilibrar el Prana para promover la salud y el bienestar.

A lo largo de los siglos, las prácticas de curación energética han seguido evolucionando y desarrollándose. A lo largo de la Antigüedad y la Edad Media, se pueden encontrar referencias al magnetismo en diversas culturas y tradiciones. En la antigua Grecia, médicos y filósofos como Hipócrates y Platón hablaban de la importancia de la energía vital para mantener la salud y curar las enfermedades. Los curanderos celtas utilizaban la imposición de manos y las oraciones para canalizar la energía vital y sanar a los enfermos. En la Edad Media, médicos árabes como Avicena desarrollaron teorías sobre la energía vital y su papel en la curación, basándose en las enseñanzas de la medicina griega y persa.

La aparición del magnetismo moderno empezó a tomar forma en el siglo XVIII, con figuras importantes como Franz Anton Mesmer, un médico austriaco que desarrolló la teoría del "magnetismo animal". Según Mesmer, la energía vital, que él denominaba "fluido magnético", podía manipularse para curar enfermedades y restablecer el equilibrio del organismo. Aunque sus métodos fueron controvertidos en su época, Mesmer sentó las bases del magnetismo moderno e inspiró a muchos practicantes posteriores.

En el siglo XIX y principios del XX, el magnetismo siguió desarrollándose, con figuras importantes como el Dr. John Elliotson, médico británico que popularizó el uso del magnetismo en el tratamiento de enfermedades y trastornos nerviosos. Otros médicos, como James Braid e Hippolyte Bernheim, contribuyeron a la evolución del magnetismo desarrollando la práctica de la hipnosis, estrechamente vinculada a la manipulación de la energía vital.

En el siglo XX, el magnetismo disfrutó de un renacimiento gracias a investigadores y practicantes como el Dr. Wilhelm Reich y Barbara Brennan. Reich desarrolló la teoría del orgón, una forma de energía vital que creía responsable de la salud y el bienestar. Brennan es una reputada sanadora energética y autora de influyentes libros sobre la terapia del campo energético humano.

Hoy en día, el magnetismo se considera una práctica complementaria y alternativa que se integra bien con la medicina convencional. Muchos sanadores energéticos combinan el magnetismo con otras prácticas holísticas, como la reflexología, la quiropráctica y la aromaterapia, para ofrecer un enfoque holístico de la sanación.

Es interesante observar que, aunque el magnetismo es una práctica antigua, la ciencia moderna apenas está empezando a explorar y comprender los mecanismos subyacentes a este método de curación. Recientes investigaciones en biofísica y medicina cuántica han empezado a arrojar luz sobre los procesos energéticos y las sutiles interacciones que se producen a nivel celular y molecular durante la curación magnética.

La historia del magnetismo es un relato fascinante que abarca miles de años y muchas culturas y tradiciones. La práctica del magnetismo ha evolucionado y se ha desarrollado a lo largo de los siglos, y hoy en día se reconoce como un método valioso y eficaz para promover la curación y el bienestar. Como magnetistas en ciernes, es importante conocer y honrar la historia y los orígenes de nuestra práctica, para comprender mejor nuestro papel como sanadores energéticos en el mundo moderno.

Capítulo 5: Los diferentes tipos de magnetismo: biomagnetismo, geomagnetismo y otros

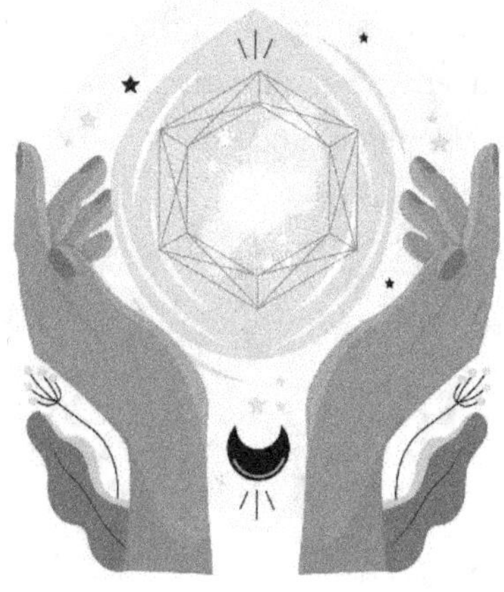

El magnetismo es un vasto campo que abarca una gran variedad de prácticas y técnicas. En este capítulo exploraremos los distintos tipos de magnetismo, incluidos el biomagnetismo, el geomagnetismo y otras formas, para comprender mejor los matices de esta disciplina de sanación energética.

El biomagnetismo, también conocido como magnetismo humano, es una práctica que se centra en la energía vital presente en el cuerpo humano. Los magnetistas que practican el biomagnetismo utilizan sus manos para canalizar y transmitir la energía vital con el fin de restablecer el equilibrio energético, promover la curación y aliviar diversas dolencias físicas y emocionales. Este enfoque del magnetismo se basa en la idea de que los desequilibrios energéticos en el cuerpo pueden provocar problemas de salud, y que la manipulación de la energía vital puede ayudar a restablecer este equilibrio y promover la curación.

El geomagnetismo es otra forma de magnetismo que se centra en la energía vital presente en la Tierra. La propia Tierra es un poderoso imán natural, y los magnetistas que practican el geomagnetismo tratan de aprovechar esta energía para promover la curación y el bienestar. Las técnicas geomagnéticas pueden incluir el uso de piedras, cristales y otros objetos naturales para canalizar y amplificar la energía magnética de la Tierra. Algunos magnetizadores geomagnéticos también trabajan con líneas telúricas, las corrientes energéticas naturales que recorren la Tierra, para restablecer el equilibrio energético y la salud.

Además del biomagnetismo y el geomagnetismo, existen muchas otras formas de magnetismo, cada una con sus propias técnicas y enfoques. He aquí algunas de las formas más comunes e interesantes:

1. **Magnetismo animal**: Como ya se ha mencionado, el concepto de magnetismo animal fue popularizado por Franz Anton Mesmer en el siglo XVIII. El

magnetismo animal se centra en la idea de que todos los seres vivos poseen un fluido magnético universal que puede manipularse para promover la curación y el bienestar.

2. **Magnetismo espiritual**: El magnetismo espiritual es una práctica que se centra en la energía vital presente en el universo y en la conexión entre cuerpo, mente y alma. Los magnetistas espirituales utilizan técnicas de meditación, oración e imposición de manos para canalizar la energía universal y facilitar la curación energética.

3. **Magnetismo radiestésico**: la radiestesia es el arte de detectar energías sutiles mediante instrumentos como péndulos y varillas de adivinación. Los radiestesistas utilizan estas herramientas para detectar desequilibrios y bloqueos energéticos en el cuerpo y el entorno, y luego trabajan para restablecer el equilibrio manipulando la energía vital. También pueden utilizar instrumentos radiestésicos para identificar fuentes beneficiosas de energía geomagnética y aprovecharlas para la curación.

4. **Magnetismo cristalino: El magnetismo cristalino** es una forma de terapia energética que utiliza cristales y piedras preciosas para canalizar y amplificar la energía vital. Los magnetistas cristalinos creen que los cristales tienen propiedades energéticas únicas y pueden utilizarse para equilibrar los centros

energéticos del cuerpo, llamados chakras, y favorecer la curación.

5. **Magnetismo Reiki**: El Reiki es una forma de terapia energética japonesa que consiste en la imposición de manos para canalizar la energía vital universal, conocida como "ki" en japonés. Aunque el Reiki no es estrictamente una forma de magnetismo, comparte muchas similitudes con otros tipos de magnetismo, incluida la manipulación de la energía vital para promover la curación y el bienestar.

6. **Magnetismo cuántico: El** magnetismo cuántico es un enfoque moderno y científico de la curación energética basado en los principios de la física cuántica. Los magnetistas cuánticos utilizan técnicas de visualización, meditación y focalización de la intención para influir en los procesos energéticos a nivel subatómico y promover la curación y el bienestar.

7. **Magnetismo pránico**: El magnetismo pránico es una forma de terapia energética basada en el concepto de "prana", la energía vital que impregna a todos los seres vivos según las tradiciones indias. Los magnetistas pránicos utilizan técnicas de respiración, meditación e imposición de manos para manipular y equilibrar la energía pránica del cuerpo y favorecer la curación.

El magnetismo es un campo vasto y diverso que abarca muchos enfoques y técnicas diferentes para la curación energética. Biomagnetismo, geomagnetismo, magnetismo animal, magnetismo espiritual, magnetismo radiestésico, magnetismo cristalino, magnetismo Reiki, magnetismo cuántico y magnetismo pránico son sólo algunas de las muchas formas de magnetismo que existen. Como aspirante a magnetista, es importante explorar y comprender estos diferentes enfoques para encontrar el que mejor resuene contigo y te permita desarrollar tus propias habilidades y talentos únicos como sanador energético.

Capítulo 6: Las herramientas del magnetizador: péndulos, varitas, cristales y más

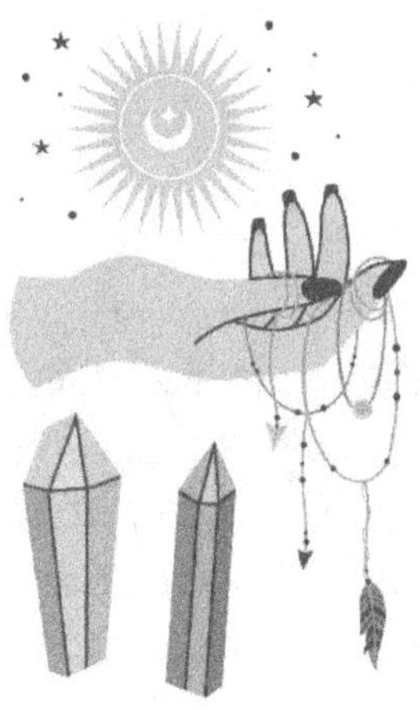

Como magnetizador, es esencial conocer y dominar las diversas herramientas que pueden utilizarse para facilitar y amplificar el proceso de curación energética. En este capítulo, exploraremos las principales herramientas utilizadas por los magnetizadores, incluyendo péndulos, varitas, cristales y otros accesorios, y sus aplicaciones específicas en la práctica del magnetismo.

Péndulos

Los péndulos son una de las herramientas más utilizadas por los magnetizadores para detectar y medir campos energéticos y localizar desequilibrios y bloqueos energéticos. Un péndulo suele consistir en un peso suspendido de una cadena o cuerda, y puede estar hecho de diversos materiales, como metal, cristal o madera. Sujetando el péndulo por la cadena y dejándolo oscilar libremente, los magnetizadores pueden observar los movimientos del péndulo para determinar la presencia y la calidad de la energía en una zona específica del cuerpo o del entorno.

Palillos

Los magnetizadores utilizan varitas mágicas para localizar y manipular fuentes de energía geomagnética y biomagnética. Las varitas suelen estar fabricadas con materiales conductores, como el cobre o el latón, y están diseñadas para ser sensibles a los campos de energía. Al sujetar las varitas por las asas y dejar que se muevan libremente, los magnetizadores pueden seguir los movimientos de las varitas para identificar fuentes de energía y zonas de bloqueo energético.

Cristales

Muchos magnetizadores utilizan cristales y piedras preciosas para canalizar y amplificar la energía vital durante las sesiones de sanación energética. Cada cristal tiene propiedades energéticas únicas que pueden utilizarse para equilibrar y armonizar los centros energéticos del cuerpo, conocidos como chakras. Los cristales pueden utilizarse solos o en combinación con otras herramientas, como péndulos y varitas, para aumentar la eficacia del proceso curativo.

Manos

Las manos son una de las herramientas más importantes y poderosas de que disponen los magnetizadores. La capacidad de canalizar y manipular la energía vital a través de las manos es una habilidad fundamental para los magnetizadores, y la práctica regular de técnicas como la imposición de manos y la meditación puede ayudar a fortalecer esta conexión energética. Las manos también se utilizan para la detección táctil de desequilibrios y bloqueos energéticos, así como para la transmisión de energía curativa directamente al cuerpo del paciente.

Otros accesorios

Además de las herramientas mencionadas, los magnetizadores también pueden utilizar otros accesorios para apoyar su práctica y mejorar su conexión con la energía vital. Por ejemplo

- **Aceites** esenciales: los magnetizadores suelen utilizar los aceites esenciales para promover la relajación, equilibrar las energías y reforzar la intención curativa. Cada aceite esencial tiene propiedades únicas que pueden utilizarse para apoyar el proceso de curación energética. Por ejemplo, la lavanda es conocida por sus propiedades calmantes y relajantes, mientras que el romero puede ayudar a aumentar la energía y la claridad mental.

- **Mapas energéticos**: los mapas energéticos, también conocidos como mapas de chakras o mapas del aura, son herramientas visuales utilizadas por los magnetizadores para identificar y evaluar los patrones energéticos del cuerpo. Los mapas energéticos pueden dibujarse a mano o generarse por ordenador, y sirven de guía para localizar zonas de desequilibrio y bloqueo energético.

- **Música**: Los magnetizadores suelen utilizar la música para crear una atmósfera propicia para la curación y la relajación. Las frecuencias sonoras y las vibraciones de la música pueden ayudar a alinear y equilibrar las energías del cuerpo, facilitando el proceso de curación energética.

- **Cojines y esterillas** de meditación: Los cojines y esterillas de meditación son accesorios útiles para los magnetistas, ya que proporcionan un espacio cómodo y de apoyo para las sesiones de meditación y sanación energética. Un espacio bien diseñado y cómodo puede ayudar a facilitar la relajación y reforzar la intención curativa.

- **Libros y material didáctico**: Los libros y el material didáctico sobre magnetismo y sanación energética son recursos excelentes para los magnetistas que deseen profundizar sus conocimientos y perfeccionar sus habilidades. Los magnetistas pueden consultar estos recursos para aprender más sobre las diferentes técnicas, herramientas y enfoques que pueden utilizarse para mejorar su práctica del magnetismo.

Las herramientas del magnetizador son variadas y pueden adaptarse a las necesidades y preferencias de cada practicante. Experimentando y trabajando con diferentes herramientas, los magnetizadores pueden desarrollar su comprensión y dominio de la energía vital, mejorando su capacidad para facilitar la curación energética de sí mismos y de los demás.

Capítulo 7: Cómo desarrollar su sensibilidad energética

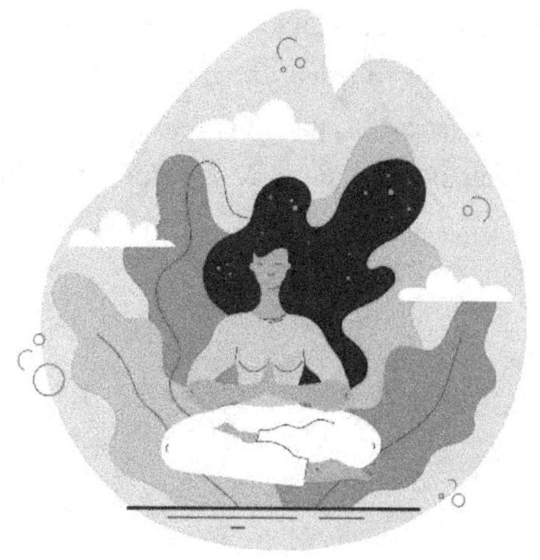

Para convertirse en un magnetizador eficaz, es fundamental desarrollar su sensibilidad energética. Esto le permitirá percibir, sentir e interactuar con la energía vital que le rodea.

Aquí tienes algunos consejos para potenciar tu sensibilidad energética y mejorar tu magnetismo.

Meditar regularmente

La meditación es una poderosa herramienta para desarrollar la conciencia de la energía y la capacidad de sentirla. Si meditas con regularidad, aprenderás a calmar la mente y a concentrarte en tus sentimientos internos, lo que te permitirá percibir con más facilidad las fluctuaciones sutiles de la energía.

Practicar el anclaje

El anclaje es una técnica que consiste en conectarse con la energía de la Tierra para reforzar el equilibrio energético. Para practicar el anclaje, imagina raíces que se extienden desde tus pies hasta el centro de la Tierra, y visualiza la energía de la Tierra subiendo por tu cuerpo, nutriéndote y estabilizándote.

Cultivar la atención plena

La atención plena es una práctica que consiste en prestar una atención benévola y no crítica a tus pensamientos, sensaciones y emociones. Al desarrollar este hábito, aprenderás a percibir mejor las energías que te rodean y a comprender mejor su influencia en tu bienestar.

Experimentar con técnicas energéticas

Hay muchas técnicas energéticas que puedes explorar para desarrollar tu sensibilidad, como el Reiki, el Qi Gong o el yoga. Experimentando con distintas prácticas, descubrirás cuáles resuenan más contigo y te ayudarán a reforzar tu conexión con la energía vital.

Confíe en su intuición

La intuición es una herramienta inestimable para percibir la energía y guiar tu práctica del magnetismo. Si confías en tu intuición, podrás comprender mejor tus necesidades energéticas y las de los demás, y adaptar tu enfoque en consecuencia.

Presta atención a tus percepciones físicas y emocionales

La energía vital puede manifestarse de muchas formas distintas, incluyendo sensaciones físicas como calor, frío u hormigueo, y emociones como alegría, tristeza o ira. Prestando atención a estas manifestaciones, desarrollarás tu capacidad de percibir e interpretar la energía que te rodea.

Practicar regularmente

Como con cualquier otra habilidad, la práctica regular es esencial para desarrollar su sensibilidad energética. Cuanto más practiques sentir y trabajar con la energía vital, más competente serás en este ámbito.

Siguiendo estos consejos y comprometiéndote en un proceso de aprendizaje continuo, desarrollarás gradualmente tu sensibilidad energética y mejorarás tu capacidad para practicar el magnetismo. Recuerda que cada individuo es único y que tu camino será diferente al de los demás. Sé paciente e indulgente contigo mismo, y no dudes en pedir consejo y apoyo a personas afines o a profesionales del sector. Si perseveras, podrás desarrollar tu sensibilidad energética y utilizar plenamente tu talento magnetizador para ayudar a sanar y equilibrar la energía de quienes lo necesiten.

Parte II: Puesta en práctica

Capítulo 8: Técnicas básicas para iniciarse en el magnetismo

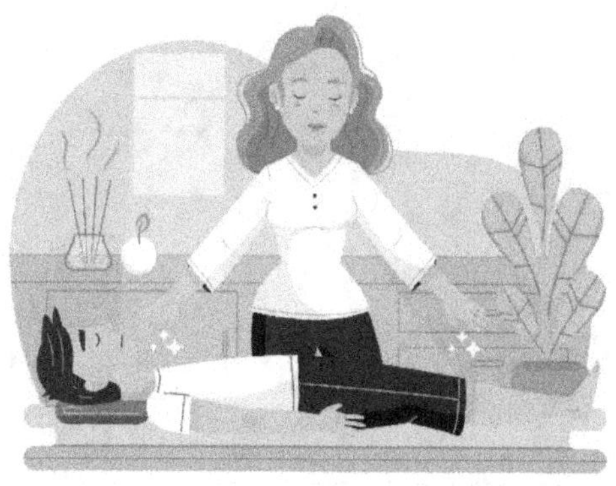

En este capítulo veremos técnicas prácticas para iniciarte en el magnetismo y desarrollar tus habilidades como magnetista. Te guiaremos a través de una sesión típica de magnetismo para ayudarte a entender el proceso y las distintas etapas que lo componen.

1. Preparación del entorno

Antes de empezar una sesión de magnetismo, es esencial preparar el entorno en el que vas a trabajar. Asegúrate de que la habitación está limpia, ordenada y tranquila. Puedes utilizar aceites esenciales, incienso o velas para crear una atmósfera relajante. También es importante asegurarse de que la temperatura de la habitación es agradable para usted y para la persona a la que va a tratar.

2. Preparación del magnetizador

Antes de empezar la sesión, tómate unos minutos para prepararte mental y energéticamente. Practica algunos ejercicios de respiración profunda para centrarte y relajarte. También puedes anclarte visualizando una profunda conexión con la Tierra y concentrándote en tu intención de sanar.

3. Presentación e intención

Cuando estés listo para empezar la sesión, siéntate cómodamente frente a la persona a la que vas a tratar. Hable con ella sobre sus necesidades, sus expectativas y lo que le gustaría conseguir con la sesión. Estableced juntos una intención clara para la sesión de magnetismo. Puede ser, por ejemplo, aliviar un dolor concreto, restablecer el equilibrio energético o favorecer la relajación.

4. Detección de desequilibrios energéticos

Para detectar desequilibrios energéticos, empieza pasando las manos por el cuerpo de la persona, sin tocarla, a una distancia de unos 5 a 10 centímetros. Siente las fluctuaciones energéticas e identifica las zonas en las que la energía parece bloqueada o desequilibrada.

5. Imposición de manos

Una vez identificadas las zonas que necesitan tratamiento, puede empezar a aplicar la técnica de imposición de manos. Coloque las manos sobre la zona afectada o cerca de ella y visualice cómo la energía fluye de sus manos al cuerpo de la persona. Siente el intercambio de energía y ajusta la posición de las manos si es necesario para favorecer un mejor flujo de energía.

6. Escaneo de energía

El barrido energético puede utilizarse para limpiar las energías estancadas o negativas del cuerpo de una persona. Coloque las manos a unos centímetros del cuerpo y muévalas lentamente desde la parte superior de la cabeza hasta los pies. Concéntrese en las zonas donde haya detectado desequilibrios y trabaje hasta que sienta que la energía fluye más libremente.

7. Armonización de los chakras

Después de tratar zonas específicas, se puede trabajar en la armonización de los chakras. Empiece por el chakra de la raíz, en la base de la columna vertebral, y suba gradualmente hasta el chakra de la coronilla, en la parte superior de la cabeza. Para cada chakra, acerca las manos y concéntrate en el color y la energía asociados a ese centro energético. Visualiza la energía fluyendo libremente a través de cada chakra y trabaja para desbloquear o equilibrar la energía si es necesario.

8. Clausura de la sesión

Cuando hayas terminado el trabajo energético, dedica un momento a cerrar la sesión agradeciendo a la persona su confianza y participación. Anímale a compartir sus sentimientos y experiencias durante la sesión. También es importante comentar las medidas de seguimiento, como ejercicios de anclaje o de respiración para practicar en casa, con el fin de mantener el equilibrio energético.

9. Limpieza energética

Después de la sesión, es esencial limpiar la energía residual y desconectarse de la persona que se ha tratado. Para ello, visualiza un cordón de energía que te une a la persona e imagina que se disuelve lentamente. También puedes practicar técnicas de anclaje y respiración para centrarte y eliminar cualquier energía residual.

10. Autocuidado y desarrollo

Como magnetizador, es importante cuidarse y seguir desarrollando las habilidades y la sensibilidad energética. Practica regularmente ejercicios de meditación, enraizamiento y respiración para mantener tu equilibrio energético y reforzar tu conexión con la energía universal. Y no dude en participar en talleres, cursos de formación o grupos de apoyo para profundizar sus conocimientos e intercambiar ideas con otros practicantes.

En este capítulo se ha presentado una sesión típica de magnetismo y las técnicas básicas para iniciarse como magnetizador. Familiarizándose con estos métodos y practicándolos con regularidad, desarrollará gradualmente su sensibilidad energética y su capacidad para trabajar con el magnetismo. Recuerde que la práctica y la experiencia son esenciales para progresar en esta disciplina, así que sea paciente y persistente en su aprendizaje.

En los próximos capítulos, veremos con más detalle algunas de las piezas que acabamos de ver, para darte las claves para fabricarlo tú mismo.

Capítulo 9: Detección de desequilibrios energéticos

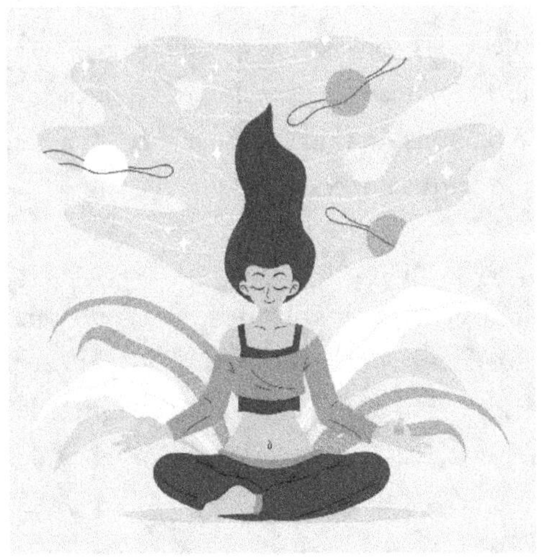

Detectar los desequilibrios energéticos es un paso crucial en el proceso de curación con magnetismo. Estos desequilibrios pueden ser la causa de muchos problemas de salud, tanto físicos como emocionales. En este capítulo, veremos diferentes métodos para identificar y localizar los desequilibrios energéticos para poder tratarlos eficazmente.

Sensibilidad energética personal

El primer método para detectar desequilibrios energéticos consiste en utilizar la propia sensibilidad energética. Puedes desarrollar esta habilidad practicando la meditación con regularidad y concentrándote en las sensaciones de tu cuerpo. Con el tiempo, aprenderás a percibir e interpretar las fluctuaciones energéticas de tu cuerpo.

Cuando trabajes con un cliente, intenta sentir intuitivamente las zonas en las que la energía está bloqueada o desequilibrada. Puedes sentir calor, frío, hormigueo o presión. Confía en tu intuición y no dudes en hacer preguntas al cliente para confirmar tus impresiones.

Escuchar atentamente al cliente es esencial para detectar desequilibrios energéticos. Tómese su tiempo para hablar con él y comprender sus problemas de salud, sus preocupaciones emocionales y su historia. Esta información le ayudará a identificar las áreas en las que puede haber desequilibrios energéticos.

Utilizar el péndulo

El péndulo es una herramienta valiosa para detectar desequilibrios energéticos. Sostenga el péndulo sobre cada uno de los chakras del cliente y observe sus movimientos. Un movimiento circular en el sentido de las agujas del reloj indica generalmente un chakra equilibrado y abierto, mientras que un movimiento circular en sentido contrario indica un chakra desequilibrado o cerrado.

Exploración energética con las manos

La exploración energética con las manos es otra técnica eficaz para detectar desequilibrios energéticos. Coloca las manos a unos centímetros del cuerpo de tu cliente y muévelas lentamente desde la parte superior de la cabeza hasta los pies. Presta atención a las sensaciones que percibes en las manos, como calor, frío o vibraciones. Estas sensaciones pueden indicar zonas de desequilibrio energético.

Observación visual

Por último, la observación visual también puede revelar desequilibrios energéticos. Observa atentamente el cuerpo de tu cliente y fíjate en cualquier signo de tensión, dolor o malestar. Las zonas enrojecidas, hinchadas o con la piel descolorida también pueden indicar problemas energéticos subyacentes.

He aquí algunos consejos para mejorar su capacidad de detectar desequilibrios energéticos:

- Practicar regularmente

- Practique meditación y ejercicios de conciencia energética con regularidad para afinar su intuición y percepción de las energías.

- Permanezca abierto y receptivo a la información que reciba, aunque al principio le parezca extraña o inusual.

- No dude en pedir a su cliente información adicional para confirmar sus impresiones y comprender mejor su situación.

- Cuando trabaje con un cliente, cree un entorno tranquilo y apacible que favorezca la relajación y la conexión con las energías sutiles.

- Tome notas después de cada sesión para controlar sus progresos y perfeccionar sus habilidades para detectar desequilibrios energéticos.

Si dominas estas técnicas para detectar desequilibrios energéticos, podrás comprender mejor las necesidades de tus clientes y ofrecerles tratamientos más eficaces. Cuanto más practiques y desarrolles tu sensibilidad energética, más fácil te resultará identificar y tratar los desequilibrios energéticos de tus clientes.

Detectar los desequilibrios energéticos es una habilidad esencial para cualquier magnetista en ciernes. Al desarrollar tu sensibilidad energética y familiarizarte con las diferentes técnicas de detección, podrás proporcionar una atención más eficaz y específica a tus clientes. Recuerde que la práctica regular es la clave para mejorar sus habilidades y ganar confianza en su trabajo como magnetizador.

Capítulo 10: Las diferentes posiciones de la mano y los gestos de contacto

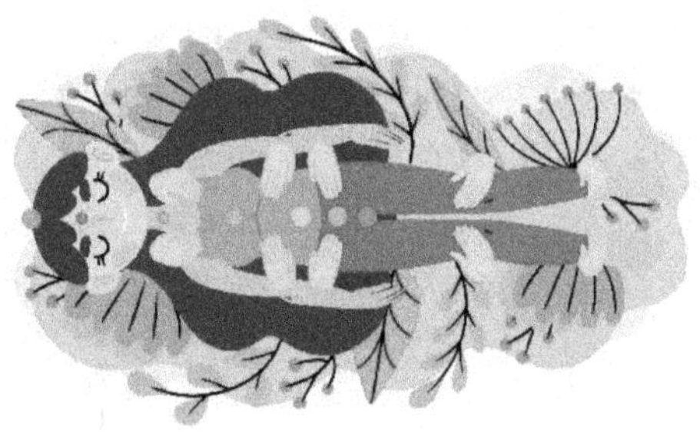

La imposición de manos es una técnica esencial del magnetismo y constituye el núcleo de la práctica. En este capítulo veremos los distintos tipos de imposición de manos y gestos de contacto que utilizan los magnetizadores para transmitir energía y favorecer la curación.

Fiscalidad directa

La imposición directa de manos es el método más común de magnetismo. Consiste en colocar las manos sobre el cuerpo de la persona que recibe el tratamiento, concentrándose en las zonas específicas donde la energía necesita equilibrarse o reforzarse. Las manos se colocan generalmente planas sobre el cuerpo, con los dedos ligeramente separados, para permitir una mejor transmisión de la energía.

Fiscalidad indirecta de las manos

La imposición indirecta de manos, también conocida como magnetismo a distancia, se practica cuando el contacto físico no es posible o deseable. En este método, las manos se colocan unos centímetros por encima del cuerpo de la persona, creando un campo de energía entre las manos del practicante y el cuerpo del receptor. De este modo, la energía se transmite sin contacto directo. La distancia suele ser de 5 a 10 cm.

Pases magnéticos

Los pases magnéticos son un conjunto de movimientos y gestos realizados por el magnetizador para mover y armonizar la energía del cuerpo del receptor. Estos gestos pueden incluir barridos de energía, movimientos circulares y presiones ligeras. Los pases magnéticos se utilizan a menudo en combinación con la imposición directa o indirecta de las manos para aumentar la eficacia del tratamiento.

Gestos de contacto específicos

Algunos gestos de contacto están diseñados específicamente para trabajar sobre zonas o problemas concretos. Por ejemplo, el gesto de la "pistola" consiste en apuntar con los dedos pulgar, índice y corazón hacia la zona a tratar, concentrando así la energía y aumentando la precisión del tratamiento. Otros gestos específicos son la presión con los dedos, el effleurage y el tapotement.

La importancia de la intención y la conexión

La eficacia de la imposición de manos y los gestos de contacto depende en gran medida de la intención y la conexión del magnetizador. Es esencial establecer una clara intención de sanar y estar plenamente presente durante la sesión. Además, la conexión emocional y energética con la persona que recibe el tratamiento es crucial para permitir que la energía fluya libre y óptimamente. Del mismo modo, si la persona no está presente en absoluto, será mucho más difícil sanarla. Por lo tanto, hay que estar conectado con el paciente de alguna manera.

Adaptar las técnicas a las necesidades individuales

Cada persona es única y es importante adaptar las técnicas de imposición de manos y los gestos de contacto a las necesidades y sentimientos de cada individuo. Los magnetizadores experimentados aprenden a estar atentos a los signos sutiles del cuerpo y la energía para ajustar su enfoque y ofrecer un tratamiento a medida.

La imposición de manos y los gestos de contacto son fundamentales en la práctica del magnetismo. Dominando estas técnicas y adaptándolas a las necesidades individuales, los magnetistas pueden transmitir eficazmente la energía vital y promover la curación en sus clientes. Siéntase libre de experimentar y practicar estos métodos para desarrollar su propio estilo y enfoque del magnetismo, teniendo siempre presente la intención curativa y la conexión energética con la persona a la que está tratando.

Capítulo 11: Cómo realizar una exploración energética

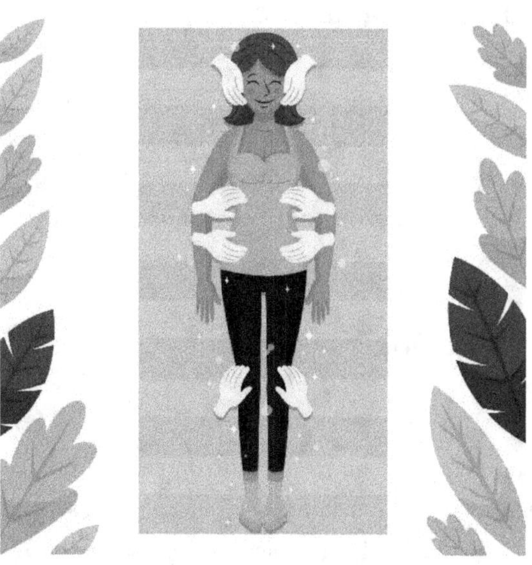

La exploración energética es una técnica esencial en la práctica del magnetismo. Se utiliza para detectar y corregir desequilibrios energéticos en el cuerpo de una persona. En este capítulo, veremos cómo realizar una exploración energética paso a paso. Algunos de los pasos son los mismos que en una sesión típica, que estudiamos en el capítulo 8.

Preparación de la sesión

Antes de empezar el barrido energético, asegúrate de que tu espacio de trabajo sea tranquilo y propicio a la relajación.

Invita a tu cliente a tumbarse en una camilla de masaje o a sentarse cómodamente en una silla. Tómate un momento para centrarte y conectar con tu intuición.

Conexión con la energía universal

Antes de empezar el barrido energético, es importante que te conectes con la energía universal. Cierra los ojos, respira profundamente e imagina que una luz blanca y brillante desciende del cielo, pasa por tu cabeza y llena todo tu cuerpo. Siente que esta energía te rodea y te protege.

Colocación de las manos

El barrido energético suele realizarse con las manos colocadas unos centímetros por encima del cuerpo del cliente. Empiece colocando las manos a la altura de la cabeza del cliente, con las palmas hacia abajo. Procure no tocar físicamente al cliente para no perturbar el flujo de energía.

Barrer el cuerpo

Mueva lentamente las manos por el cuerpo, siguiendo los contornos del cuerpo del cliente.

Durante este proceso, esté atento a cualquier sensación que pueda sentir en las manos, como calor, frío, hormigueo o presión. Estas sensaciones pueden indicar la presencia de desequilibrios energéticos.

Identificar los desequilibrios energéticos

Cuando detectes un desequilibrio energético, toma nota de su localización y de la sensación que sientes. Por ejemplo, podrías tener una sensación de frío en el plexo solar, lo que podría indicar un bloqueo energético en esa zona.

Una vez identificados los desequilibrios energéticos, puedes empezar a corregirlos utilizando diversas técnicas de magnetismo, como la imposición de manos, la proyección de energía o la visualización. Trabaja con intención y visualiza cómo se disipa la energía bloqueada y se restablece el equilibrio energético.

Tras corregir cualquier desequilibrio energético, realiza un último barrido energético para asegurarte de que la energía fluye libremente por todo el cuerpo del cliente. Si sigue detectando desequilibrios, repita los pasos de corrección hasta que considere que la energía está equilibrada.

Fin de la sesión

Una vez completado el barrido energético, da las gracias a la energía universal y desconecta visualizando la luz blanca que te rodea volviendo hacia el cielo. Tómate unos instantes para volver a centrarte y conectarte a tierra. A continuación, invita a tu cliente a tomar conciencia de su cuerpo y a volver lentamente a un estado de vigilia. Comenta lo que has sentido durante la exploración energética y cualquier desequilibrio que hayas detectado y corregido. Anímale a compartir sus impresiones y sentimientos durante la sesión.

La exploración energética es una técnica muy valiosa para los magnetizadores, ya que les permite detectar y corregir desequilibrios energéticos en el cuerpo de una persona. Siguiendo los pasos descritos en este capítulo, podrás realizar una exploración energética eficaz y ayudar a tus clientes a recuperar el equilibrio y el bienestar.

Capítulo 12: Cómo armonizar los chakras

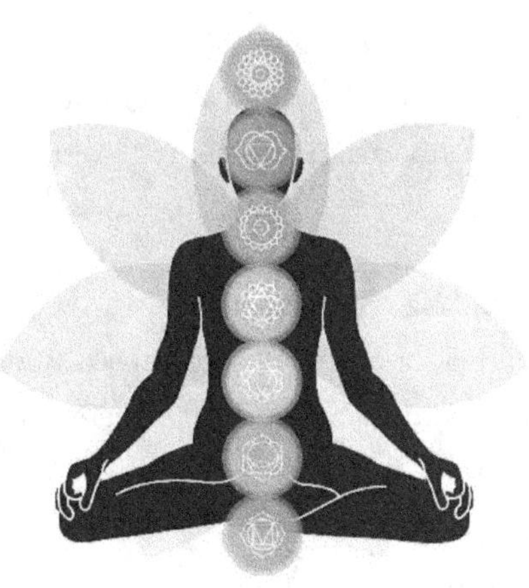

Armonizar los chakras es un paso esencial en la práctica del magnetismo, ya que ayuda a restablecer el equilibrio energético del cuerpo y a liberar los bloqueos emocionales. En este capítulo, veremos cómo armonizar los chakras utilizando la técnica de imposición de manos y trabajando con la energía de cada chakra.

Conocimiento de los chakras

Antes de empezar a armonizar los chakras, es importante conocer los siete chakras principales, su ubicación y funciones, así como los colores y elementos asociados a ellos. Así comprenderá mejor los desequilibrios energéticos y podrá elegir las técnicas adecuadas para tratarlos.

Los siete chakras principales son centros de energía situados a lo largo de la columna vertebral. Son responsables de la circulación de la energía vital, también conocida como prana o chi, por todo el cuerpo. He aquí un resumen de los siete chakras, su ubicación, funciones, colores y elementos asociados:

1. **Chakra raíz (Muladhara):**
   Localización: Base de la columna vertebral
   Función: Anclaje, seguridad, supervivencia e instintos básicos
   Color: Rojo
   Elemento: Tierra

2. **Chakra sacro (Svadhisthana) :**
   Localización : Debajo del ombligo, encima del pubis
   Función : Sexualidad, creatividad, emociones y relaciones
   Color : Naranja
   Elemento : Agua

3. **Chakra del plexo solar (Manipura) :**
   Localización : Entre el ombligo y el esternón
   Función : Poder personal, fuerza de voluntad, autoestima y digestión
   Color : Amarillo
   Elemento : Fuego

4. **Chakra del corazón (Anahata):**
    Localización: En el centro del pecho, a la altura del corazón
    Función: Amor, compasión, empatía y curación
    Color: Verde (a veces rosa para el amor incondicional)
    Elemento: Aire Aire

5. **Chakra de la garganta (Vishuddha) :**
    Localización : Garganta, a nivel de la glándula tiroides
    Función : Comunicación, expresión y verdad
    Color: Azul claro
    Elemento: Eter (espacio)

6. **Chakra del tercer ojo (Ajna) :**
    Localización : Entre las cejas, ligeramente por encima.
    Función : Intuición, clarividencia, imaginación y sabiduría.
    Color : Índigo (azul oscuro)
    Elemento : Luz Luz

7. **Chakra de la Corona (Sahasrara) :**
    Localización: Parte superior de la cabeza Función: Espiritualidad, despertar y conexión con el Universo
    Color: Violeta (a veces blanco)
    Elemento: Ningún elemento específico, representa la conciencia pura

Cada chakra tiene características únicas que influyen en nuestro bienestar emocional, físico y espiritual. Cuando están equilibrados, los chakras permiten que la energía fluya libremente por nuestro cuerpo, favoreciendo la salud y la armonía interior.

Preparación para la sintonización y conexión con la energía

Asegúrate de estar en un entorno tranquilo y apacible, propicio para la concentración y la relajación. Puedes utilizar incienso, velas o música suave para crear una atmósfera relajante. Siéntate cómodamente frente a la persona a tratar o pídele que se tumbe boca arriba.

Antes de comenzar la sintonización de los chakras, tómate unos minutos para conectar con la energía universal realizando una breve meditación o una respiración profunda. Imagina que la energía universal entra en tu cuerpo desde la parte superior de la cabeza y desciende hasta las manos.

Imposición de manos en los chakras

Para armonizar los chakras, empieza por el chakra de la raíz, en la base de la columna vertebral, y sube hasta el chakra de la coronilla, en la parte superior de la cabeza. Coloca las manos ligeramente por encima de cada chakra, sin tocar la piel directamente. Deja que la energía universal fluya a través de tus manos y hacia el chakra durante unos minutos, hasta que sientas que la energía está equilibrada y es fluida.

Después de trabajar cada chakra individualmente, realice un barrido energético para eliminar los residuos de energía y restablecer el equilibrio general del sistema energético. Para ello, coloque las manos por encima de la cabeza de la persona, con las palmas hacia abajo, y muévalas lentamente hacia abajo, siguiendo la línea media del cuerpo, hasta los pies. Repita este gesto varias veces para eliminar cualquier energía estancada o negativa.

Una vez finalizada la sintonización, comprueba el estado de los chakras utilizando tu intuición o un péndulo. Si sigue detectando desequilibrios, repita la imposición de manos en los chakras afectados hasta que la energía se equilibre.

Para terminar la sesión, agradece a la energía universal su ayuda y echa raíces visualizando que salen de tus pies y conectan con la tierra. Pide a la persona tratada que se tome unos instantes para volver a conectar con su cuerpo y su entorno, y que comparta sus sentimientos sobre la experiencia.

La sintonización de los chakras es una poderosa técnica para restablecer el equilibrio energético y promover la salud física, emocional y espiritual. Practicando esta técnica regularmente en ti mismo y en los demás, desarrollarás tu sensibilidad energética y mejorarás tus dotes de magnetismo.

Capítulo 13:
Automagnetismo: aprender a curarse a uno mismo

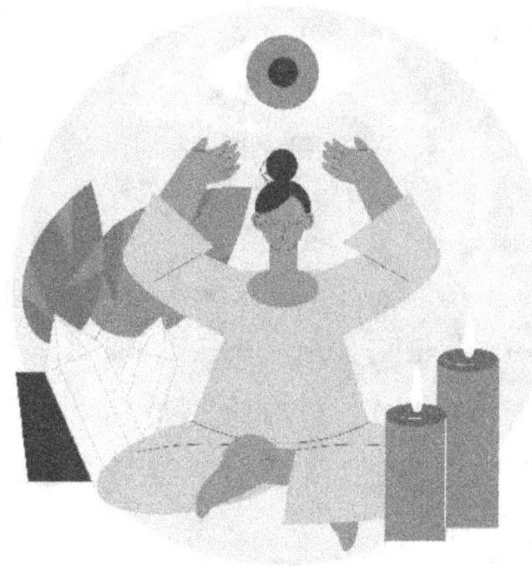

El automagnetismo es una práctica esencial para cualquier persona que desee desarrollar sus habilidades de magnetismo. Antes de trabajar con clientes, es fundamental dedicar tiempo a familiarizarse con las técnicas y practicar con uno mismo. El automagnetismo le ayudará a comprender mejor las sensaciones y los efectos del magnetismo, a desarrollar su sensibilidad energética y a adquirir un mayor dominio de las técnicas. En este capítulo, le guiaremos por las etapas del aprendizaje del automagnetismo y le presentaremos los ejercicios que puede realizar sobre sí mismo.

1. Preparación para el automagnetismo

Como en cualquier sesión de magnetismo, la preparación es esencial. Elige un lugar tranquilo y cómodo donde no te molesten. Colóquese en una posición relajada, sentado o tumbado, y tómese unos minutos para volver a concentrarse. Respire profunda y tranquilamente, concentrándose en su respiración y liberando cualquier tensión o estrés.

2. Limpieza energética

Antes de empezar con el automagnetismo, es importante que limpies tu energía. Para ello, imagina que una luz blanca y pura desciende del cielo y te envuelve. Deja que esta luz penetre en ti y disuelva cualquier energía negativa o estancada. Tómate tu tiempo para sentir esta energía purificadora y revitalizante, y visualiza cómo la luz blanca se extiende a tu alrededor, formando un capullo protector.

3. Conexión con la energía universal

Una vez que te sientas limpio y protegido, es hora de conectar con la energía universal. Imagina una luz dorada que desciende del cielo y entra en tu cabeza por la parte superior del cráneo. Deja que esta luz llene todo tu cuerpo, infundiéndolo de energía universal. Siente esta profunda conexión con la energía universal y sé consciente de tu intención de automagnetizarte para tu propio bien mayor.

4. El automagnetismo en la práctica

Ahora que estás preparado y conectado a la energía universal, es hora de empezar a practicar el automagnetismo. Aquí tienes algunos ejercicios que puedes hacer contigo mismo:

a. Barrido energético: Como se ha explicado en capítulos anteriores, el barrido energético es una técnica clave para detectar desequilibrios energéticos. Coloque las manos unos centímetros por encima del cuerpo y realice un barrido lento y metódico de la cabeza a los pies. Esté atento a cualquier cambio de sensación en las manos, que puede indicar zonas de bloqueo o desequilibrio.

b. Colocación de las manos: Cuando haya identificado una zona que necesita un reequilibrio energético, coloque las manos sobre la zona o a unos centímetros de ella. Deje que la energía universal fluya a través de usted y hacia la zona en cuestión. Imagina que la energía disuelve los bloqueos y restablece el equilibrio. Haga esto durante unos minutos, prestando mucha atención a las sensaciones que siente en las manos y en la zona tratada.

c. Autotratamiento de los chakras: Coloca las manos en cada chakra, empezando por el chakra raíz y subiendo hasta el chakra coronario. Para cada chakra, tómate el tiempo necesario para sentir la energía y enviar la energía universal para equilibrar y armonizar el chakra. También puedes visualizar el color asociado a cada chakra para potenciar el efecto del tratamiento.

d. Autocuidado global: Para terminar tu sesión de automagnetismo, coloca las manos sobre el corazón e imagina que la energía universal te envuelve por completo, aportándote una sensación de bienestar, paz y armonía. Tómate unos instantes para integrar esta energía y empaparte de sus beneficios.

5. Cierre de la sesión de automagnetismo

Cuando hayas terminado tus ejercicios de automagnetismo, tómate tu tiempo para volver a centrarte y anclarte. Exprese su gratitud por la energía universal y por los beneficios que ha recibido. Cuando te sientas preparado, abre los ojos y vuelve a tu estado ordinario de conciencia.

El automagnetismo es una práctica poderosa y valiosa para desarrollar sus habilidades de magnetismo y mantener una buena salud energética. Practicándolo regularmente, ganarás confianza y experiencia, lo que te permitirá ofrecer sesiones de magnetismo de calidad a tus clientes.

Capítulo 14: Técnicas avanzadas para magnetizadores experimentados

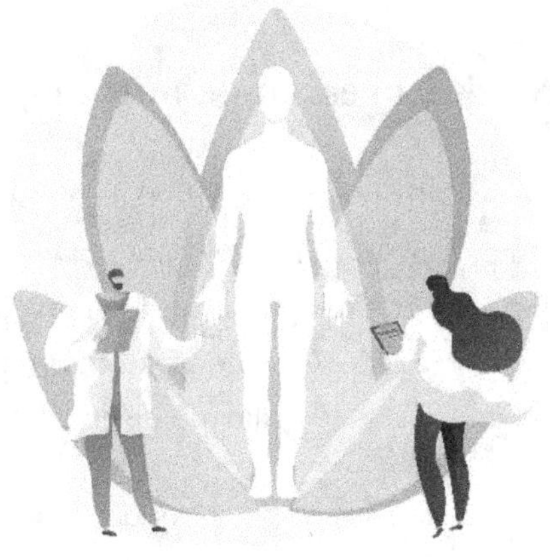

Una vez que domine los fundamentos del magnetismo y haya desarrollado su sensibilidad energética, es hora de explorar técnicas avanzadas para profundizar en su práctica. Estas técnicas están diseñadas para magnetistas experimentados que desean ampliar su abanico de habilidades y ofrecer tratamientos aún más eficaces a sus clientes. He aquí algunas técnicas avanzadas que puedes incorporar a tu práctica:

1. Magnetismo a distancia

El magnetismo a distancia permite trabajar sobre una persona que se encuentra en otro lugar, sin necesidad de contacto físico. Para practicar esta técnica, hay que concentrarse en la conexión energética entre uno mismo y la persona en cuestión. Visualiza a la persona en tu mente y pídele mentalmente permiso para enviarle energía. A continuación, envía la energía curativa a través de esta conexión, concentrándote en las zonas del cuerpo que lo necesiten. Más adelante hablaremos del magnetismo a distancia.

2. Trabajo sobre los cuerpos sutiles

Además del cuerpo físico, tenemos varios cuerpos sutiles, como el cuerpo etérico, el cuerpo astral y el cuerpo mental. Estos cuerpos están vinculados a nuestras emociones, pensamientos y experiencias espirituales. Como magnetizador experimentado, puedes aprender a trabajar con estos cuerpos sutiles para promover la curación holística. Empiece por sentir y percibir estos cuerpos sutiles con las manos y, a continuación, utilice técnicas similares a las empleadas en el cuerpo físico para equilibrarlos y armonizarlos.

3. Técnicas de liberación emocional

Las emociones no resueltas pueden provocar bloqueos y desequilibrios energéticos. Como magnetizador experimentado, puedes aprender técnicas para ayudar a tus clientes a liberar estas emociones y volver a un estado de equilibrio emocional. Una de estas técnicas es la EFT (Técnica de Liberación Emocional), que consiste en dar golpecitos en puntos específicos de acupresión para liberar las emociones bloqueadas. También puede utilizar técnicas de respiración y visualización para ayudar a sus clientes a liberar emociones reprimidas.

4. Integrar la meditación y el magnetismo

La meditación es una práctica poderosa para desarrollar la conciencia y la concentración. Como magnetista experimentado, puedes integrar la meditación en tus sesiones para potenciar la energía curativa y ayudar a tus clientes a entrar en un estado de relajación profunda. Guíe a sus clientes a través de una meditación centrada en la respiración, la visualización o la atención plena y, a continuación, utilice técnicas de magnetismo para trabajar los desequilibrios energéticos identificados durante la meditación.

5. Uso de símbolos energéticos y mantras

Los símbolos y mantras son herramientas poderosas para canalizar y amplificar la energía curativa. Como magnetizador experimentado, puedes aprender a utilizar símbolos y mantras específicos para mejorar tu práctica magnetizadora. Para ello, familiarízate con los símbolos y mantras asociados a distintas tradiciones energéticas, como el Reiki, el Qi Gong o la medicina ayurvédica. A continuación, integra estos símbolos y mantras en tu práctica visualizándolos o recitándolos mentalmente mientras trabajas con los desequilibrios energéticos de tus clientes.

En este capítulo se han presentado cinco técnicas avanzadas para magnetizadores experimentados: el magnetismo a distancia, el trabajo con los cuerpos sutiles, las técnicas de liberación emocional, la integración de la meditación y el magnetismo, y el uso de símbolos energéticos y mantras. Al dominar estas técnicas, podrás ofrecer a tus clientes tratamientos energéticos más profundos y completos. Recuerda que el aprendizaje es un proceso continuo y que es esencial seguir estudiando, practicando y experimentando para mejorar constantemente tus habilidades como magnetizador.

Capítulo 15: La importancia de la intuición y la escucha en la práctica del magnetismo

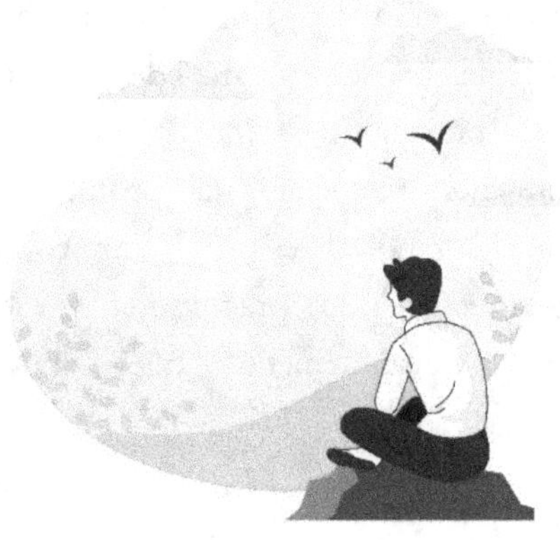

La intuición y la escucha son dos elementos esenciales en la práctica del magnetismo. Como magnetista, es crucial estar atento a las señales que recibes de la persona a la que tratas, así como a tu propia intuición para guiar tu proceso de curación. En este capítulo, hablaremos de la importancia de la intuición y la escucha en la práctica del magnetismo y de cómo desarrollarlas.

La intuición como guía

La intuición es esa vocecita interior que te guía sin que seas plenamente consciente de ello. Como magnetizador, tu intuición es una herramienta preciosa para detectar desequilibrios energéticos, determinar las necesidades de la persona y adaptar tu enfoque en consecuencia.

Para desarrollar tu intuición, practica la meditación y la atención plena. Dedica tiempo a escuchar tu voz interior y presta especial atención a las impresiones que sientes durante las sesiones de magnetismo. Con el tiempo, descubrirás que tu intuición es cada vez más precisa y fiable.

Escucha activa de la persona

Escuchar es un aspecto fundamental de la comunicación y la comprensión de las necesidades de la persona a la que tratas. Como magnetizador, hay que estar atento a lo que la persona te dice, pero también a lo que no dice. A veces, las pistas más importantes se encuentran en los silencios, las vacilaciones y las expresiones no verbales.

La escucha activa implica estar plenamente presente y participar en la conversación, hacer preguntas para profundizar en la comprensión y reformular lo que la persona ha dicho para asegurarse de que se ha entendido. Este enfoque empático crea un entorno de confianza y apoyo, esencial para facilitar la curación.

Escuchar sus propios sentimientos

Además de escuchar a la persona y a tu intuición, es importante que prestes atención a tus propios sentimientos durante las sesiones de magnetismo. Tu cuerpo y tu energía pueden darte información valiosa sobre el estado energético de la persona y los cambios que se producen durante la sesión.

Presta atención a las sensaciones que sientes en las manos y en tu propio cuerpo, así como a los cambios de energía que percibes. Observa las zonas que parecen más densas, frías o calientes, y adapta tu enfoque en función de esta información.

Desarrollar la intuición y la capacidad de escucha

Para desarrollar su intuición y su capacidad de escucha, practique regularmente la meditación y la atención plena. Estas técnicas te ayudarán a agudizar tu percepción y a estar más presente y atento durante las sesiones de magnetismo.

Participar en talleres y cursos de formación específicos sobre magnetismo también puede ayudarte a reforzar estas habilidades. Además, hablar con otros magnetizadores y compartir tus experiencias te permitirá comprender mejor cómo funciona tu intuición y aprender nuevos enfoques para mejorar tu capacidad de escucha.

Como ocurre con cualquier otra habilidad, desarrollar la intuición y la capacidad de escuchar requiere tiempo y paciencia. No te desanimes si no notas resultados impresionantes de inmediato. La clave es seguir practicando y prestar atención a lo que aprendes de cada experiencia.

Con el tiempo, descubrirá que su intuición y su capacidad de escucha se afinan, lo que le permitirá ofrecer sesiones de magnetismo más eficaces y personalizadas. Recuerda que cada persona es única y que tu enfoque debe adaptarse en consecuencia.

El papel de la intuición y la escucha en el éxito profesional

Como magnetizador, la intuición y la capacidad de escucha desempeñan un papel crucial en su éxito profesional. Estas habilidades le permiten comprender las necesidades de sus clientes y adaptar su enfoque para promover la curación. Cuanto más escuche y mejor sintonice con su intuición, más podrá ayudar a las personas que trate.

La intuición y la escucha son habilidades esenciales para cualquier magnetista. Te ayudan a comprender las necesidades de la persona a la que tratas y a adaptar tu enfoque en consecuencia. Practicando regularmente la meditación, la atención plena y compartiendo con otros magnetistas, podrás desarrollar estas habilidades y ofrecer sesiones de magnetismo aún más eficaces y personalizadas.

Capítulo 16: Magnetismo animal: el cuidado de nuestros amigos de cuatro patas

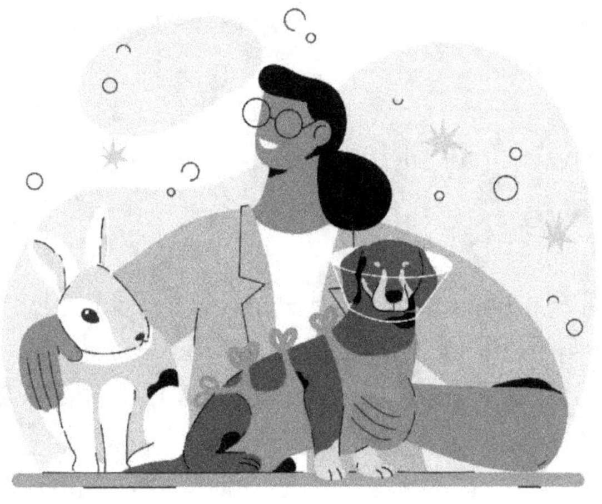

Nuestras mascotas son parte integrante de nuestras vidas y nuestras familias. Por eso es esencial cuidar de su salud y bienestar. El magnetismo animal es un enfoque holístico que puede ayudar a aliviar las dolencias que sufren nuestros amigos de cuatro patas, como dolores, problemas cutáneos o problemas emocionales. En este capítulo veremos cómo adaptar la práctica del magnetismo para tratar a los animales.

Diferencias entre el magnetismo humano y el animal

El magnetismo animal difiere en algunos aspectos de la práctica del magnetismo en humanos. Los animales tienen estructuras energéticas distintas y sus sentimientos pueden variar según su especie y temperamento. Por lo tanto, es fundamental tomarse el tiempo necesario para conocer al animal y establecer una relación de confianza antes de iniciar una sesión.

Cómo acercarse a un animal para una sesión de magnetismo

Es importante que te acerques a tu mascota con calma y suavidad. Háblale con voz suave y deja que se acostumbre a tu presencia. Puede ser útil empezar acariciándole o arañándole para establecer contacto físico. Una vez que el animal esté relajado, puede empezar la sesión de magnetismo colocando las manos en las zonas en las que hay que trabajar la energía.

Zonas de trabajo específicas para animales

Al igual que los humanos, los animales tienen centros de energía llamados chakras. Aquí tienes algunas áreas clave en las que puedes trabajar:

- La cabeza: para aliviar dolores de cabeza, problemas oculares o trastornos de ansiedad.

- Cuello y garganta: para aliviar problemas respiratorios o tensiones musculares.

- El corazón: para reforzar el sistema inmunitario y favorecer el equilibrio emocional.

- El estómago: para tratar problemas digestivos o dolores abdominales.

Cada animal es único, y es esencial adaptar la técnica a sus necesidades. Por ejemplo, los gatos suelen ser más sensibles al tacto que los perros, por lo que es fundamental utilizar movimientos más suaves y ligeros durante una sesión de magnetismo. Del mismo modo, los animales más grandes, como los caballos, pueden necesitar una mayor presión para sentir los efectos del magnetismo.

Observar y escuchar las reacciones del animal

Al practicar el magnetismo animal, es fundamental prestar atención a las reacciones del animal. Si parece incómodo o agitado, adapta tu técnica o vete a otra zona. El animal no podrá decirte cómo se siente, así que es importante escuchar atentamente sus reacciones y ajustar tu enfoque en consecuencia.

El magnetismo animal es una forma inestimable de ayudar a nuestros amigos de cuatro patas a sentirse mejor y aliviar sus dolencias. Adaptando tu práctica del magnetismo a las necesidades específicas de cada animal y estableciendo un vínculo de confianza con ellos, puedes contribuir significativamente a su bienestar y salud. Recuerda prestar atención a las reacciones del animal y escuchar tu intuición durante toda la sesión para obtener los mejores resultados. El magnetismo animal es una habilidad gratificante que puede fortalecer el vínculo entre usted y sus mascotas, al tiempo que mejora su calidad de vida, así que no dude en probarlo.

Capítulo 17: Las energías sutiles y sus aplicaciones en el magnetismo

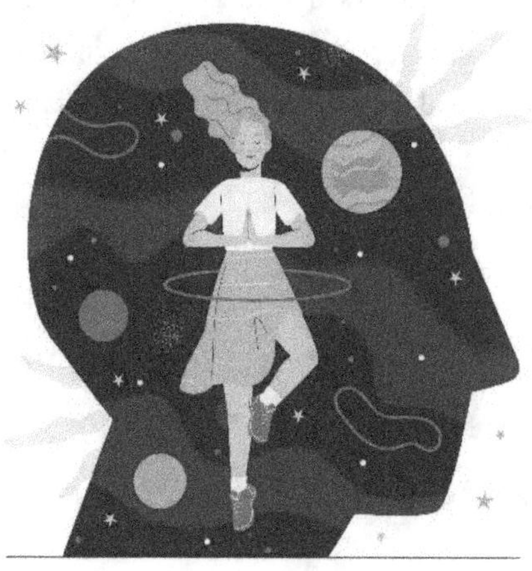

Las energías sutiles son fuerzas invisibles que influyen en nuestra vida cotidiana. Son omnipresentes en el universo e interactúan con nuestro cuerpo, mente y emociones. En este capítulo, exploraremos las diferentes formas de energías sutiles y cómo aplicarlas en la práctica del magnetismo.

Prana o Chi

El prana, también conocido como chi o qi, es la energía vital que circula por nuestro cuerpo. En la práctica del magnetismo, el prana puede utilizarse para reforzar el flujo energético del paciente y favorecer así su curación.

Ejemplo práctico: durante una sesión de magnetismo, el practicante puede visualizar el prana entrando en su cuerpo a través de su respiración, y luego dirigir esta energía hacia sus manos para transmitirla al paciente.

Energías cósmicas y telúricas

Estas energías proceden del cosmos y de la Tierra, respectivamente. Pueden utilizarse para equilibrar y armonizar el campo energético del paciente.

Ejemplo práctico: el magnetizador puede conectar con estas energías meditando o visualizando una conexión entre la Tierra, el paciente y el universo. A continuación, puede canalizar estas energías para equilibrar los centros energéticos del paciente.

Energías emocionales

Las emociones influyen considerablemente en nuestro estado energético. Las energías emocionales negativas, como la ira, el miedo o la tristeza, pueden crear bloqueos en nuestro campo energético.

Ejemplo concreto: al detectar y liberar estos bloqueos emocionales, el magnetizador puede ayudar al paciente a recuperar el equilibrio energético y emocional.

Energías espirituales

Estas energías están vinculadas a nuestra conexión con nuestro yo superior, nuestra alma o nuestra esencia divina. Las energías espirituales pueden ayudar en la curación y el desarrollo personal.

Ejemplo práctico: El magnetizador puede invocar estas energías conectando con su propia espiritualidad y pidiendo la ayuda de guías espirituales, ángeles o seres de luz para que apoyen la curación del paciente.

Las energías de los cristales

Los cristales son poderosas herramientas para trabajar con las energías sutiles. Cada cristal tiene propiedades energéticas únicas que pueden utilizarse para equilibrar y armonizar el campo energético del paciente.

Ejemplo práctico: el magnetizador puede elegir cristales específicos para apoyar el tratamiento, colocándolos alrededor del paciente o sosteniéndolos en sus manos durante la sesión de magnetismo.

Trabajar con energías sutiles en la práctica del magnetismo ofrece infinitas posibilidades para facilitar la curación y el bienestar. Al comprender y dominar estas diferentes formas de energía, los magnetistas pueden mejorar sus habilidades y ofrecer servicios adicionales.

Capítulo 18: Encontrar tu estilo y desarrollar tu propio método

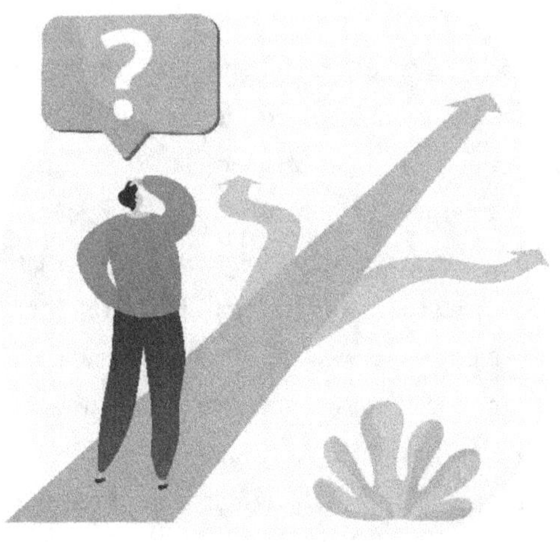

En el mundo del magnetismo, no existe un método único y universal que funcione para todo el mundo. Cada practicante es único, con sus propios talentos, intuición y experiencia. Es esencial desarrollar un estilo y un método propios para convertirse en un magnetizador eficaz y auténtico. En este capítulo, te daremos consejos para encontrar tu propio estilo y crear tu propia forma de trabajar.

En primer lugar, es importante explorar diferentes técnicas y enfoques del magnetismo para averiguar cuáles funcionan mejor para ti. Puede que te sientas más cómodo con algunas técnicas y que otras no te convengan. No dudes en experimentar y adaptar las técnicas aprendidas según tu intuición y tus sentimientos. Por ejemplo, algunos magnetizadores prefieren trabajar con energías sutiles, mientras que otros se concentran más en el trabajo con los chakras o los meridianos.

En segundo lugar, es crucial que desarrolles tu intuición y tu capacidad de escucha. Esto le permitirá conectar más profundamente con sus pacientes y comprender sus necesidades energéticas. La intuición puede desarrollarse practicando la meditación con regularidad, confiando en tus sentimientos y escuchando atentamente los mensajes que recibes. Por ejemplo, puede sentir una sensación de calor o frío en las manos cuando están cerca de un desequilibrio energético de su paciente. Al desarrollar su intuición, puede perfeccionar su método y adaptar sus tratamientos a las necesidades específicas de cada paciente.

En tercer lugar, es esencial establecer un vínculo genuino con sus pacientes. La relación entre el magnetizador y el paciente es fundamental para promover la curación. Un magnetizador empático, atento y tranquilizador puede ayudar al paciente a relajarse y ser más receptivo al tratamiento. Puede desarrollar esta cualidad estando presente, escuchando y comunicándose abiertamente con sus pacientes. Por ejemplo, puede explicarles el proceso de curación, preguntarles cómo se sienten durante la sesión y animarles a expresar sus emociones.

En cuarto lugar, no dudes en incorporar otras técnicas o herramientas a tu práctica del magnetismo. Puedes utilizar cristales, aceites esenciales, música terapéutica u otros enfoques energéticos para enriquecer tus sesiones y optimizar los resultados. Por ejemplo, puedes utilizar cristales específicos para amplificar la energía curativa, aplicar aceites esenciales para favorecer la relajación o poner música terapéutica para crear un ambiente propicio a la curación. Al incorporar estos elementos, puede personalizar aún más su método y ofrecer a sus pacientes una experiencia curativa única.

Por último, es importante seguir aprendiendo y desarrollándose como magnetista. Participe en talleres, lea libros, intercambie ideas con otros profesionales y manténgase al día de las nuevas investigaciones y descubrimientos en el campo del magnetismo. Al ampliar sus conocimientos y mejorar sus habilidades, podrá perfeccionar su método y convertirse en un magnetizador aún más eficaz y versátil.

Encontrar tu estilo y desarrollar tu propio método como magnetizador es un proceso continuo de exploración, aprendizaje y adaptación. Experimentando con diferentes técnicas, desarrollando tu intuición, estableciendo conexiones auténticas con tus pacientes, integrando otras herramientas y continuando tu formación, podrás crear un método único y personalizado que te permitirá florecer como practicante del magnetismo y proporcionar el mejor apoyo posible a tus pacientes.

Capítulo 19: Magnetismo a distancia: técnicas y consejos

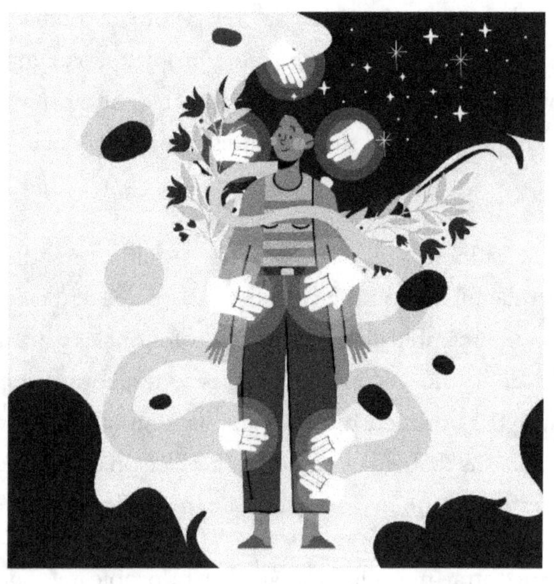

El magnetismo a distancia, también conocido como curación energética a distancia, es un método de tratamiento que permite al magnetista trabajar con un paciente que no está físicamente presente. Este método puede ser muy útil para quienes no pueden acudir a una cita presencial o para quienes viven en zonas remotas. En este capítulo, exploraremos técnicas y consejos para practicar el magnetismo a distancia de forma eficaz.

Cómo preparar una sesión de magnetismo a distancia

Antes de iniciar una sesión de magnetismo a distancia, es esencial prepararse mental y emocionalmente. Aquí tienes algunos consejos que te ayudarán a prepararte:

- Crea un espacio tranquilo y apacible donde puedas concentrarte en la sesión. Asegúrate de que no te molestarán y apaga cualquier dispositivo electrónico que pueda distraerte.

- Medita o reza para conectar con tu fuente de energía y pedir ayuda y orientación durante la sesión.

- Visualiza un vínculo energético entre tú y tu paciente, aunque estéis separados por una gran distancia. Imagina que la energía fluye libremente entre los dos.

Técnicas de magnetismo a distancia

He aquí algunas técnicas habituales de magnetismo a distancia que puede utilizar para trabajar con sus pacientes:

a. Visualización: La visualización es una técnica poderosa para el magnetismo a distancia. Imagine al paciente frente a usted, como si estuviera físicamente presente. A continuación, visualice las manos energéticas enviando energía curativa a las zonas donde el paciente necesita tratamiento.

b. Utilizar un soporte: Algunos magnetizadores utilizan un soporte, como una fotografía o una representación simbólica del paciente (por ejemplo, un muñeco, un dibujo o un objeto), para facilitar la conexión energética. Coloca las manos sobre el soporte y envía la energía curativa como si estuvieras tratando al paciente en persona.

c. Invocación: La invocación consiste en pedir la ayuda de seres espirituales, guías o ángeles para que asistan en la sesión de magnetismo a distancia. Formule una intención clara y pida su apoyo para enviar energía curativa al paciente.

Consejos para el magnetismo a distancia

- Comuníquese con su paciente antes y después de la sesión: Es importante hablar de las expectativas, los objetivos y los sentimientos con su paciente antes y después de la sesión de magnetismo a distancia. Esto crea un vínculo de confianza y garantiza que el paciente se sienta cómodo y respaldado durante todo el proceso.

- Escucha tu intuición: Durante una sesión de magnetismo a distancia, tu intuición es una guía preciosa que te ayudará a detectar los bloqueos energéticos y a determinar las mejores técnicas a utilizar. Confía en tus sensaciones y adáptate en consecuencia.

- Manténgase concentrado y presente: El magnetismo a distancia requiere una concentración sostenida para mantener una conexión energética estable con el paciente. Intenta permanecer atento a la tarea que tienes entre manos y evita que tu mente divague.

- Utiliza técnicas de protección energética: Cuando trabajes con energía a distancia, es importante que te protejas de las energías negativas o influencias indeseables. Utiliza técnicas de protección energética, como visualizar un escudo de luz a tu alrededor, para asegurarte de que tu energía permanece pura y centrada.

- Tenga paciencia y persevere: el magnetismo a distancia puede tardar algún tiempo en dominarse y ver resultados. No te desanimes si las primeras sesiones no son todo lo eficaces que te gustaría. Sigue practicando y perfeccionando tus habilidades, y los resultados llegarán.

El magnetismo a distancia es un poderoso método de tratamiento que puede ofrecer beneficios significativos a pacientes que no pueden ser tratados en persona. Siguiendo los consejos y técnicas presentados en este capítulo, podrá desarrollar sus habilidades de magnetismo a distancia y proporcionar una curación energética eficaz a quienes la necesiten, sin importar lo lejos que se encuentre.

Parte III: Profundizar en el magnetismo

Capítulo 20: Magnetismo y medicina tradicional: complementariedad y limitaciones

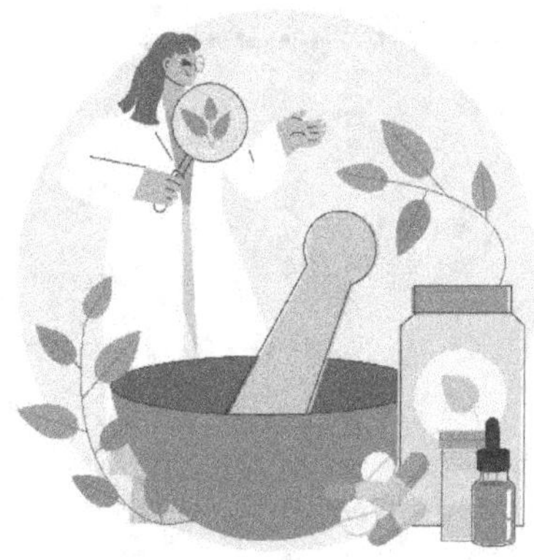

El magnetismo es una práctica ancestral que pretende reequilibrar las energías del cuerpo para favorecer la curación y el bienestar. Aunque a menudo se considera una alternativa a la medicina tradicional, es importante destacar que puede utilizarse de forma complementaria y no exclusiva. En este capítulo veremos cómo se complementan el magnetismo y la medicina tradicional, así como las limitaciones de cada enfoque.

1. Complementariedad entre magnetismo y medicina tradicional

El magnetismo puede ser un excelente complemento de la medicina tradicional por varias razones:

Enfoque holístico

El magnetismo tiene en cuenta a la persona en su totalidad, incluidos los aspectos físicos, emocionales, mentales y espirituales. La medicina tradicional se centra principalmente en los síntomas físicos, mientras que el magnetismo trata los problemas subyacentes que pueden estar causando los síntomas.

Apoyo emocional

El magnetismo puede ayudar a aliviar el estrés y la ansiedad, lo que puede ser beneficioso para los pacientes que atraviesan momentos difíciles, como un diagnóstico grave o un tratamiento médico pesado. También puede aumentar la confianza en uno mismo y fomentar un estado de ánimo positivo, lo que puede ser beneficioso para la curación.

Reducir los efectos secundarios

El magnetismo puede ayudar a reducir los efectos secundarios indeseables de ciertos tratamientos médicos, como la quimioterapia o la radioterapia. Al reducir los efectos secundarios, los pacientes pueden tolerar mejor el tratamiento y sentirse más cómodos durante todo el proceso de curación.

Mejora de la calidad de vida

El magnetismo puede ayudar a mejorar la calidad de vida de los pacientes, aliviando el dolor, aumentando la energía y favoreciendo un sueño reparador. Esto puede ayudar a los pacientes a sentirse mejor y afrontar mejor sus problemas de salud.

2. Límites del magnetismo

Aunque el magnetismo puede ofrecer muchos beneficios como complemento de la medicina tradicional, es importante ser consciente de sus limitaciones.

El magnetismo no puede sustituir el diagnóstico médico preciso de un profesional de la salud. Los magnetistas no están capacitados para diagnosticar afecciones médicas y no deben utilizarse como sustitutos de los médicos.

El magnetismo no debe considerarse un tratamiento único para enfermedades graves, como el cáncer o las cardiopatías. Puede utilizarse como complemento de los tratamientos médicos convencionales, pero no como sustituto.

El magnetismo puede tardar en mostrar resultados, y puede no ser apropiado para situaciones en las que se necesita un tratamiento rápido, como en una emergencia médica.

3. Límites de la medicina tradicional

La medicina tradicional ofrece muchas ventajas, pero también tiene ciertas limitaciones que el magnetismo puede superar:

- **Efectos secundarios**: los medicamentos y tratamientos médicos pueden provocar efectos secundarios indeseables. El magnetismo puede ayudar a reducir estos efectos secundarios y mejorar la tolerancia a los tratamientos médicos.

- **Enfoque sintomático**: la medicina tradicional suele centrarse en tratar los síntomas en lugar de las causas subyacentes de los problemas de salud. El magnetismo puede ayudar a abordar estas causas subyacentes y promover una curación más profunda y duradera.

- **Descuido de los aspectos emocionales y espirituales**: En ocasiones, la medicina tradicional puede descuidar los aspectos emocionales y espirituales de la salud. El magnetismo puede ayudar a llenar este vacío ofreciendo apoyo emocional y espiritual además del tratamiento físico.

El magnetismo y la medicina tradicional pueden utilizarse de forma complementaria para ofrecer un enfoque holístico de la salud y el bienestar. Es importante reconocer las limitaciones de cada enfoque y colaborar con los profesionales sanitarios para elaborar el plan de tratamiento más adecuado para cada persona. El magnetismo no debe sustituir a la medicina tradicional, sino utilizarse como herramienta adicional para promover la curación y mejorar la calidad de vida.

Capítulo 21: La deontología del magnetizador: ética y responsabilidad

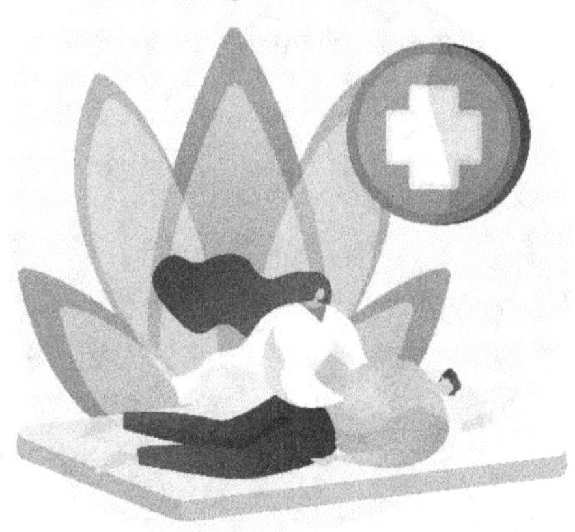

Como magnetizador, es crucial respetar un código ético y adoptar un enfoque ético en su práctica. Este capítulo abarcará los principios clave de la ética profesional para magnetistas, así como la importancia de la responsabilidad personal y profesional.

Respetar la confidencialidad

La confidencialidad es esencial en cualquier relación terapéutica. Debes proteger la información personal de tus clientes y compartirla sólo con su consentimiento explícito. Es esencial que guardes los archivos de tus clientes en un lugar seguro y que cumplas las leyes de protección de datos.

Benevolencia y no maleficencia

El principio de benevolencia establece que siempre hay que actuar en el mejor interés de los clientes y prestarles el mejor apoyo posible. La no maleficencia significa que debe evitar causar daños a sus clientes, ya sean físicos, emocionales o espirituales.

Respeto de la autonomía

Respetar la autonomía significa reconocer el derecho de sus clientes a tomar sus propias decisiones sobre su tratamiento. Debe informarles con claridad y transparencia sobre las distintas opciones de tratamiento y respetar sus elecciones, aunque no esté de acuerdo con ellas.

Consentimiento informado

Obtener el consentimiento informado de sus clientes es esencial antes de iniciar cualquier tratamiento. Debe explicarles detalladamente las técnicas que va a utilizar, los posibles beneficios, los riesgos y las alternativas. El consentimiento debe ser voluntario y puede retirarse en cualquier momento.

Competencia profesional

Como magnetista, debe mantener y mejorar continuamente su competencia profesional asistiendo a cursos y talleres de formación y manteniéndose al día de las últimas investigaciones en el campo del magnetismo. Solo debe ejercer en ámbitos en los que haya adquirido la formación y los conocimientos adecuados.

Colaboración con otros profesionales sanitarios

El magnetismo no debe considerarse un sustituto de la medicina tradicional, sino un complemento. Debe animar a sus clientes a consultar a otros profesionales de la salud cuando sea necesario y estar dispuesto a colaborar con ellos para ofrecer un enfoque holístico de la salud.

Reconocer los límites de su práctica

Es fundamental conocer los límites de tu práctica y no sobrepasar las competencias para las que has sido formado. Si un cliente presenta problemas que van más allá de tus competencias, debes derivarlo a un profesional cualificado.

Honradez e integridad

Debe ser sincero con sus clientes y consigo mismo sobre sus habilidades, éxitos y fracasos. No hagas promesas poco realistas sobre los resultados que puedes conseguir y sé transparente sobre los límites del magnetismo.

Precios éticos

Fije tarifas razonables para sus servicios y sea transparente sobre los costes desde el principio. También puede considerar la posibilidad de ofrecer tarifas reducidas o sesiones gratuitas a las personas necesitadas, para que sus servicios sean accesibles a todo el mundo y para mejorar su imagen desde el principio.

Cuidarse

Como magnetizador, debes cuidar tu propio bienestar físico, emocional y espiritual para poder ofrecer el mejor apoyo posible a tus clientes. Adopta prácticas de autocuidado como la meditación, el ejercicio y una dieta sana para mantener tu energía y concentración.

La deontología del magnetizador es un conjunto de principios éticos y responsabilidades profesionales que le guiarán a lo largo de su práctica. Al adherirse a estos principios, creará un entorno seguro y atento para sus clientes, al tiempo que mejorará la credibilidad y la reputación del magnetismo como práctica curativa complementaria. Adoptar un enfoque ético y responsable le permitirá establecer relaciones de confianza con sus clientes y contribuir a su bienestar general.

Capítulo 23: Casos prácticos: testimonios e historias de éxito

En este capítulo, compartiremos testimonios e historias de éxito de magnetizadores y personas que se han beneficiado de sus tratamientos. Estos relatos muestran la diversidad de problemas que pueden tratarse mediante el magnetismo y ponen de relieve los resultados positivos obtenidos con esta práctica.

Testimonio de Anne, 38 años: alivio de las migrañas

Anne llevaba varios años sufriendo migrañas crónicas, sin encontrar una solución eficaz para aliviarlas. Por consejo de una amiga, acudió a un magnetizador. Tras algunas sesiones, Anne notó una notable mejoría: sus migrañas eran menos frecuentes y menos intensas. Hoy sigue acudiendo regularmente a su magnetizador para mantener el equilibrio y prevenir las crisis.

Testimonio de Marc, 50 años: recuperación de una tendinitis

Marc, deportista aficionado, sufría una tendinitis persistente en el codo. A pesar de los tratamientos farmacológicos y las sesiones de fisioterapia, el dolor no desaparecía. Un amigo le recomendó que consultara a un magnetista. Después de tres sesiones de magnetismo, el dolor fue remitiendo gradualmente, lo que permitió a Marc reanudar sus actividades deportivas sin molestias.

Testimonio de Lucie, 27 años: aliviar el estrés y la ansiedad

Lucie atravesaba un periodo de intenso estrés y ansiedad debido a problemas profesionales. Le costaba dormir y sufría ataques de ansiedad. Siguiendo el consejo de un colega, concertó una cita con un magnetizador. Desde la primera sesión, Lucie sintió una profunda sensación de calma y relajación general. Continuó las sesiones durante varias semanas y notó una mejora considerable de su estado emocional y del sueño.

Testimonio de Pierre, 60 años: curar una herida

Pierre tenía una herida que tardaba mucho en curarse a pesar del tratamiento médico y los antibióticos. Su médico le sugirió que consultara a un magnetizador para complementar el tratamiento tradicional. Pierre concertó una cita con un magnetizador que trabajó en la herida durante varias sesiones. La cicatrización se aceleró y la herida acabó cerrándose por completo.

Testimonio de Sophie, 42 años: mejora de los síntomas relacionados con la fibromialgia

Sophie padece fibromialgia, una enfermedad crónica que provoca dolor generalizado y fatiga intensa. Buscó una alternativa para aliviar sus síntomas y decidió consultar a un magnetista. Gracias a varias sesiones de magnetismo, Sophie ha notado una mejora en su calidad de vida: sus dolores han remitido y su fatiga se ha vuelto más manejable. Sigue acudiendo a su magnetista con regularidad para mantener estos resultados y vivir más serenamente con su enfermedad.

Estos testimonios ilustran la diversidad de situaciones en las que el magnetismo puede ser beneficioso. Por supuesto, cada caso es único y los resultados pueden variar de una persona a otra. No obstante, estas experiencias exitosas demuestran el potencial del magnetismo para mejorar la salud y el bienestar de quienes lo utilizan.

Es importante recordar que el magnetismo no debe sustituir a la medicina tradicional, sino complementarla para optimizar los resultados y mejorar la calidad de vida de los pacientes. Los magnetistas serios colaboran estrechamente con los profesionales sanitarios y respetan los límites de su práctica.

Los estudios de casos presentados en este capítulo ponen de relieve la eficacia del magnetismo en diversas situaciones y confirman la pertinencia de este enfoque terapéutico complementario. Estos testimonios son una fuente de inspiración para magnetistas en formación y para quienes deseen descubrir los beneficios del magnetismo para su propia salud o la de sus seres queridos.

Capítulo 24: Obstáculos y retos en el camino hacia la magnetización

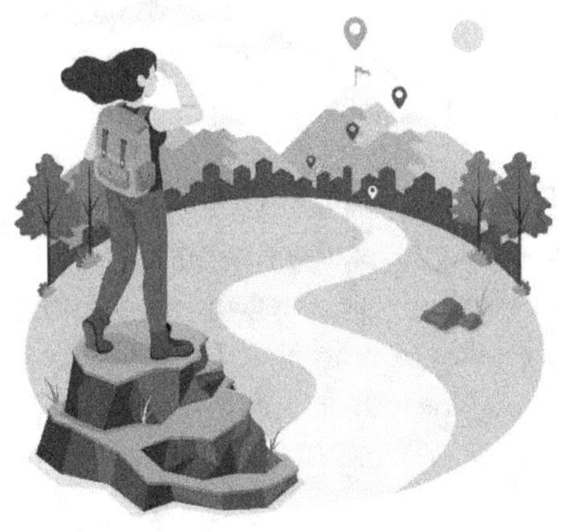

El camino de un magnetista puede estar plagado de escollos y desafíos. Como profesional, es crucial ser consciente de estos obstáculos para superarlos y establecer una práctica sólida y respetada.

1. **Encontrar el camino**: al principio, puede resultar difícil para un magnetizador encontrar su propio estilo y método de trabajo. Cada profesional es único, y se necesita tiempo y experiencia para perfeccionar su práctica y hacerla auténtica. Es esencial ser

paciente y darse la oportunidad de explorar diferentes técnicas para encontrar la que mejor se adapte a uno.

2. **Formación y certificación**: Aunque el magnetismo no requiere un diploma específico, es importante formarse y certificarse para ganar credibilidad y competencia. Encontrar una formación adecuada y de calidad puede ser un reto en sí mismo. Además, la certificación puede representar una importante inversión financiera y de tiempo.

3. **Falta de concienciación pública**: Como el magnetismo sigue siendo poco conocido y a veces mal entendido, es frecuente encontrarse con personas escépticas o reticentes. Es importante adoptar una actitud pedagógica para explicar la práctica y sus beneficios, y disipar así prejuicios y dudas.

4. **Trabajar con la profesión médica**: Aunque el magnetismo es una práctica complementaria a la medicina tradicional, algunos profesionales de la salud pueden mostrarse reacios a trabajar con magnetistas. Es esencial establecer un diálogo abierto y respetuoso con los médicos y otros profesionales de la salud para fomentar una colaboración armoniosa y eficaz en aras del bienestar de los pacientes.

5. **Gestionar las expectativas del cliente**: A veces los clientes tienen expectativas poco realistas sobre los resultados del magnetismo. Es importante comunicar

con claridad y honestidad lo que el magnetismo puede y no puede conseguir y ajustar las expectativas en consecuencia.

6. **Mantener el equilibrio energético**: Como magnetizador, es crucial cuidar de tu propio bienestar energético para evitar agotarte o sentirte abrumado por las energías negativas. Esto significa poner en práctica prácticas de autocuidado y anclaje, y recargar las pilas con regularidad.

7. **Límites éticos y deontológicos**: Los magnetistas deben ser conscientes de sus responsabilidades éticas y deontológicas. Siempre deben respetar los límites personales de sus clientes, actuar con amabilidad y nunca prometer una cura o resultados imposibles de alcanzar.

Hay una serie de retos y obstáculos en el camino del magnetizador que es importante reconocer y superar. Siendo consciente de estas cuestiones y actuando con perseverancia, profesionalidad y ética, un magnetizador puede desarrollar una práctica sólida y respetada que aporte bienestar y alivio a sus clientes.

Capítulo 25: El papel del magnetizador en la sociedad y el desarrollo de la profesión

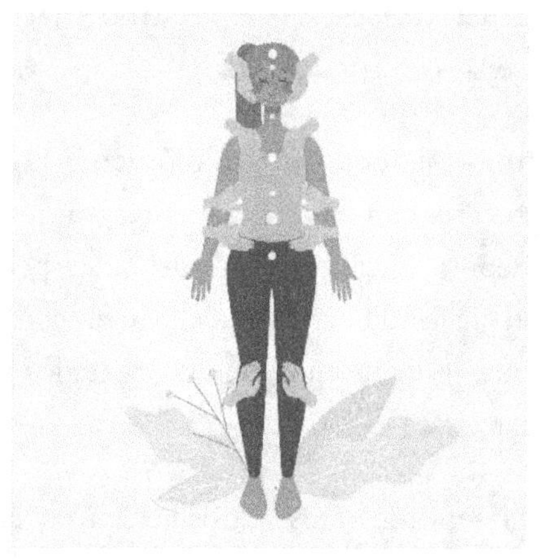

Los magnetizadores suelen trabajar en colaboración con otros profesionales de la salud, como médicos, naturópatas y quiroprácticos, para ofrecer un enfoque holístico de la salud y el bienestar. Como profesional complementario, el magnetizador aporta una dimensión energética al proceso de curación, trabajando en sinergia con otros métodos terapéuticos para fomentar el equilibrio y la vitalidad.

En las últimas décadas, la percepción del magnetismo y de las terapias energéticas en general ha evolucionado. Cada vez más personas están abiertas a la idea de que la curación puede ir más allá de lo puramente físico y extenderse a lo energético. Esta evolución se debe en parte a las investigaciones y estudios realizados en el campo de la medicina alternativa, que han contribuido a legitimar el magnetismo como práctica terapéutica.

Con la evolución de las percepciones y la creciente demanda de terapias complementarias, la profesión de magnetista también ha evolucionado. La formación y la certificación se han desarrollado para proporcionar una mejor estructura y normas de calidad para la práctica del magnetismo. Como resultado, el estatus profesional de los magnetistas ha mejorado y cada vez se les reconoce más como profesionales competentes y dignos de confianza.

Como profesionales de la salud, los magnetistas también tienen una responsabilidad social. Deben asegurarse de cumplir las normas éticas y deontológicas de la profesión, actuar con benevolencia y honestidad y contribuir al bienestar de la sociedad en su conjunto. Esto también incluye la responsabilidad de promover la educación y la concienciación sobre el magnetismo, para ayudar a la gente a comprender y apreciar los beneficios que esta práctica puede ofrecer.

Sin embargo, a pesar de los progresos realizados, el magnetismo debe seguir evolucionando y adaptándose para satisfacer las necesidades cambiantes de la sociedad. Los magnetistas deben mantenerse al día de los avances científicos y los nuevos enfoques terapéuticos para ofrecer la mejor atención posible a sus clientes. También deben ser conscientes de los retos y obstáculos a los que pueden enfrentarse, como los prejuicios, la competencia y las normativas en constante cambio. Si siguen formándose y desarrollándose, los magnetistas podrán superar estos retos y seguir desempeñando un papel importante en el campo de la salud y el bienestar.

El papel del magnetista en la sociedad y la evolución de la profesión son innegables. Los magnetizadores ocupan una posición privilegiada como profesionales complementarios, colaborando con otros profesionales de la salud para ofrecer un enfoque holístico de la curación. El reconocimiento y el estatus profesional de los magnetistas han mejorado, pero siguen existiendo retos y es esencial que la profesión continúe evolucionando y adaptándose para satisfacer las necesidades de la sociedad. Respetando las normas éticas y deontológicas, manteniendo actualizadas las competencias y sensibilizando a la opinión pública, los magnetistas pueden seguir desempeñando un valioso papel en la promoción de la salud y el bienestar.

Capítulo 26: Crear y desarrollar su negocio magnetizador

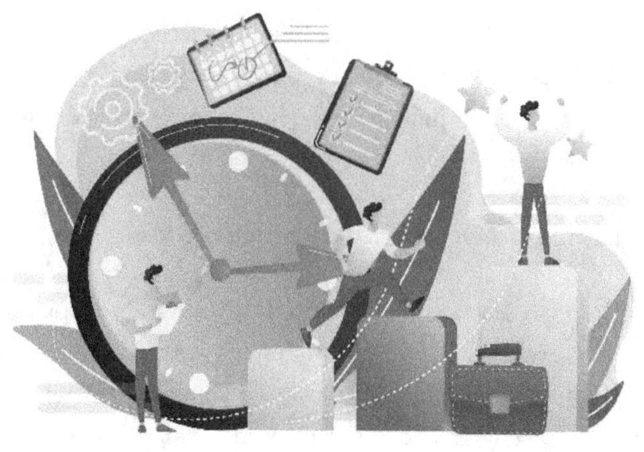

Desarrollar un negocio de magnetización puede ser una empresa apasionante y gratificante. Este capítulo le guiará a través de los pasos clave para crear y desarrollar su negocio, haciendo hincapié en consejos prácticos y ejemplos de la vida real. Trataremos brevemente los siguientes aspectos: planificación del negocio, promoción y marketing, gestión de clientes y desarrollo continuo.

1. Planificación de la actividad

a. Elección del lugar y del espacio de trabajo

Una de las primeras cosas que hay que tener en cuenta al montar tu propio negocio como magnetizador es elegir un lugar y un espacio de trabajo adecuados. Puede empezar trabajando desde casa, alquilando un despacho en un centro de bienestar o compartiendo espacio con otros profesionales. Asegúrate de elegir un lugar tranquilo, limpio y acogedor para que tus clientes se sientan a gusto.

b. Elaboración de un plan de empresa

Un plan de empresa sólido le ayudará a definir sus objetivos, calcular sus costes e ingresos potenciales y planificar el crecimiento. También le ayudará a comprender mejor su mercado objetivo y a identificar oportunidades de desarrollo. Tómate tu tiempo para elaborar un plan de empresa detallado y no dudes en pedir ayuda a un asesor de creación de empresas si la necesitas.

2. Promoción y comercialización

a. Crear una identidad de marca

Su identidad de marca engloba todos los elementos visuales y textuales que representan a su empresa. Debe reflejar sus valores, su ética y su enfoque del magnetismo.

Piense en su logotipo, sus materiales de comunicación (tarjetas de visita, folletos) y su sitio web.

b. Utilizar las redes sociales y el boca a boca

Las redes sociales pueden ser una poderosa herramienta para promocionar tu negocio y conectar con tu comunidad. Cree perfiles en las plataformas más relevantes para su público objetivo (Facebook, Instagram, LinkedIn) y publique regularmente contenidos de calidad para informar e inspirar a sus seguidores. El boca a boca también es esencial para desarrollar tu base de clientes, así que anima a tus clientes satisfechos a compartir sus experiencias con sus amigos y familiares.

3. 3. Gestión de clientes

a. Establecer una relación de confianza

La relación entre un magnetista y su cliente se basa en la confianza. Comunícate siempre de forma clara y honesta con tus clientes, respeta su intimidad y mantén los límites profesionales.

b. Mantener registros precisos

Es fundamental llevar un registro preciso y actualizado de cada cliente, que incluya su historial médico, los objetivos del tratamiento y su evolución a lo largo de las sesiones. Estos registros te ayudarán a adaptar tus técnicas y a realizar un seguimiento personalizado. Asegúrate de cumplir la normativa sobre confidencialidad y protección de datos.

4. Evolución continua

a. Adapte y amplíe su oferta

A medida que su negocio crece, puede que necesite adaptar y ampliar su oferta para satisfacer las necesidades cambiantes de sus clientes. Esto puede incluir añadir nuevas técnicas de magnetismo, ofrecer sesiones a distancia o trabajar con otros profesionales sanitarios para ofrecer una atención integrada.

En resumen, crear y desarrollar un negocio de magnetización implica una planificación rigurosa, una promoción eficaz, una gestión cuidadosa de los clientes y un compromiso de mejora continua.

Si sigues estos pasos y te adaptas a los retos a los que te enfrentas, podrás construir una próspera consulta de magnetismo y marcar una verdadera diferencia en la vida de tus clientes.

Evidentemente, los pasos aquí expuestos son muy breves, pero le darán una idea y le harán comprender que convertirse en un magnetizador profesional no es imposible.

Conclusión: el camino hacia un futuro energético satisfactorio

Enhorabuena. Has llegado al final de este libro sobre el magnetismo y su potencial transformador. Me gustaría agradecerte tu compromiso y voluntad de aprender, porque es a través de personas como tú que la práctica del magnetismo continuará desarrollándose y floreciendo. Al leer estas páginas, has adquirido valiosos conocimientos y habilidades que espero te permitan llevar una vida energéticamente satisfactoria.

A lo largo de los capítulos, hemos explorado juntos los fundamentos del magnetismo, las diferentes técnicas y métodos para trabajar con la energía, y los retos y oportunidades a los que se enfrentan los magnetistas en la sociedad actual. Te animo a que pongas en práctica lo que has aprendido y a que sigas desarrollando tu sensibilidad energética, pues es pasando a la acción como realmente experimentarás los beneficios del magnetismo en tu vida y en la de los demás.

Como magnetizador, ahora tiene la responsabilidad de compartir sus conocimientos y experiencia con quienes lo necesiten. Tanto si decides convertirte en magnetizador profesional como si simplemente quieres ayudar a tus amigos, a tu familia y a ti mismo, cada gesto cuenta. Al contribuir a la curación energética de los que te rodean, estás ayudando a crear un mundo más armonioso y equilibrado.

Recuerde que su viaje como magnetizador no termina aquí. Las habilidades y técnicas que ha aprendido en este libro son sólo el principio. El magnetismo es una práctica en constante evolución, y es esencial mantenerse al día de los avances y descubrimientos que pueden enriquecer su práctica. Sigue formándote, asistiendo a talleres y hablando con otros magnetizadores para profundizar tus conocimientos y perfeccionar tus habilidades.

Uno de los aspectos más gratificantes de la práctica del magnetismo es el desarrollo de la intuición y la conexión con los demás. Si aprendes a escuchar y a confiar en tus sentimientos, podrás comprender mejor las necesidades de las personas a las que ayudas y proporcionar una curación energética más eficaz. Cultiva esta intuición y aprende a confiar en tu sabiduría interior como fuente inestimable de guía e inspiración.

Por último, te animo a que compartas tu pasión por el magnetismo con el mundo. Habla con tus amigos, familiares y colegas, y no dudes en compartir tus experiencias y éxitos con quienes te rodean. Cuantas más personas comprendan y aprecien los beneficios del magnetismo, más podrá extenderse esta práctica y aportar curación y bienestar a muchas personas.

También debes ser consciente de que la comunidad de magnetizadores es una red solidaria y acogedora. No dudes en participar en grupos locales, foros en línea o asociaciones profesionales para intercambiar ideas con compañeros y beneficiarte del apoyo y los consejos de otros profesionales. Juntos, podemos seguir avanzando en la práctica del magnetismo y contribuir a la curación de nuestro mundo.

Por último, me gustaría felicitarte una vez más por tu compromiso con el aprendizaje y la práctica del magnetismo. Has dado un paso importante al leer este libro, y estoy convencido de que vas por buen camino para convertirte en un magnetizador competente y atento.

Recuerda que el camino hacia un futuro energético satisfactorio es un viaje personal y único. Sé paciente contigo mismo y con los demás, ya que dominar el magnetismo requiere tiempo, práctica y experiencia. Mantén la mente abierta y sigue aprendiendo, ya que cada nuevo conocimiento y habilidad te acerca más a tu objetivo.

Te deseo mucho éxito en tu viaje como magnetista y espero que encuentres tanta satisfacción y alegría en esta práctica como yo misma. Que el magnetismo te aporte la curación, el equilibrio y la serenidad que necesitas para llevar una vida plena y armoniosa.

Buena suerte y buen viaje en el camino hacia el magnetismo.

¡Dé su opinión sincera en Amazon!

Sus sugerencias y críticas son inestimables.

Hacen que cada experiencia de lectura sea aún más satisfactoria.

Muchas gracias por leer mi libro.

Le deseo todo el éxito que se merece.

Fuente Imágenes

El autor y el editor desean dar las gracias especialmente a los siguientes sitios web:

www.freepik.com